Manual del Programa Para el Bienestar

Derechos reservados. © Copyright 2020 por Dona Cooper-Dockery, M.D.

Cooper Wellness and Disease Prevention Center
3604 N. McColl Rd. McAllen, TX 78501
www.CooperWellnessCenter.com

Todos los derechos reservados. Ninguna parte de este libro puede ser reproducida, almacenada en un sistema de recuperación o transmitida, en cualquier forma o por cualquier medio - por medios electrónicos, mecánicos, fotocopias, grabaciones o cualquier otro - sin el permiso previo por escrito del editor y/o autor.

Exención de Responsabilidad Médica:
Se ha hecho todo lo posible para asegurar que la información contenida en este libro sea completa y precisa. Sin embargo, las ideas, los procedimientos y las sugerencias contenidas en este documento no están destinados a sustituir la consulta con su médico. Este libro está destinado a educar, inspirar y capacitar a hacer cambios en el estilo de vida que impulsarán a una vida más saludable, más feliz y más plena. Debe utilizar la información recibida en este libro sabiamente. Siempre consulte con su proveedor de atención primaria de salud si tiene preguntas o inquietudes. La información recibida en este libro debe usarse para complementar no reemplazar el consejo médico de su proveedor de atención primaria de salud.

Ni el autor ni el editor serán responsables por cualquier pérdida o daño que supuestamente surjan de cualquier información o sugerencia en este libro. Además, aunque se han hecho todos los esfuerzos para proporcionar información de contacto precisa y direcciones de Internet en el momento de la publicación, ni el autor ni el editor asumen ninguna responsabilidad por errores o cambios que se produzcan después de la publicación.

ISBN: 978-0-9973379-7-6 (Libro de bolsillo)
ISBN: 978-0-9973379-8-3 (Libro electronico)

Fabricado en los Estados Unidos de América

TABLA DE CONTENIDO

I. Bienvenido v

II. Preguntas frecuentes vi

III. Paquetes del Programa de Bienestar vii

IV. Inicio del Programa de Bienestar viii

V. Evaluación del Riesgo de Salud 1

VI. Metas Personales/Mi Compromiso 5

VII. Educando en la salud 7

VIII. Semana 1: Estado de salud en el mundo 9

IX. Semana 2: Evaluando su estilo de vida 12

X. Semana 3: Programa de cambio conductual 16

XI. Semana 4: Impacto del ambiente en la salud 20

XII. Semana 5: Objetivos: evaluar tus riesgos para la salud y establecer metas 24

XIII. Semana 6: Medio ambiente: pasar tiempo al aire libre 26

XIV. Semana 7: Descanso oportuno: restaurar, reparar y rejuvenecer durante el sueño ... 30

XV. Semana 8: Dieta saludable: sanando con los alimentos adecuados 34

XVI. Semana 9: Ejercicio: el ejercicio físico regular es medicina 51

XVII. Semana 10: Acceso a exámenes de salud El consumo adecuado de agua tratará o curará la mayoría de las enfermedades 54

XVIII. Semana 11: Pasar tiempo con amigos y familia 58

XIX. Semana 12 Felicidad y esperanza generando años de vida abundante 61

¡Bienvenido al Bienestar!

Estamos muy contentos de que haya elegido unirse al Programa de Bienestar de Cooper Wellness & Disease Prevention Center. El Valle del Río Grande de Texas está experimentando casi una epidemia de enfermedades crónicas. Hasta la mitad de las personas en el Valle desarrollarán diabetes en su vida. El valle encabeza la lista de obesidad en la nación. Además, una de cada tres mujeres y uno de cada dos hombres en el Valle desarrollarán cáncer en su vida. Estamos comprometidos a REDUCIR y MEJORAR la enfermedad de nuestros pacientes a través de la medicina de estilo de vida.

Nuestra directora médica, Dra. Dona Cooper-Dockery está certificada por la junta en medicina interna. Su amplia gama de experiencia y capacitación le permite tratar una variedad de enfermedades médicas en el Centro de Bienestar. Ella dice, "como médica practicante durante más de 22 años, me he sentido incómoda con solo prescribir pastillas". Nos complace que se haya unido al camino para adoptar métodos que cambien la vida para reducir o revertir las enfermedades crónicas. Nuestros tratamientos y programas de bienestar incluyen entrenamientos individuales y grupales de estilo de vida, sesiones de ejercicios y estrategias de modificación de la dieta combinadas con hidroterapia y otros tratamientos terapéuticos.

El Bienestar es una elección

Nuestro programa de bienestar ha sido diseñado como resultado de años de investigación sobre las causas de las enfermedades crónicas. La medicina de estilo de vida es el enfoque emergente y de vanguardia que está logrando resultados fenomenales. Descubrirá que no solo mejorará su salud física, sino que también mejorará su perspectiva mental y espiritual.

"¡La buena salud y el bienestar son una elección, no un destino!"
-Dr. Dona Cooper-Dockery, Directora Médica, Cooper Wellness & Disease Prevention Center

Este libro de trabajo contiene material que se revisará a medida que avanza a través de las diversas clases y programas aquí en el Cooper Wellness and Disease Prevention Center. Siéntase libre de dirigir cualquier pregunta que pueda tener a uno de los miembros de nuestro personal. Una vez más, bienvenido.

Preguntas frecuentes

Emergencias: El Cooper Wellness Center opera entre las 8:30 a.m. y las 5:30 p.m., de lunes a viernes. En días especiales y días de Educación del Bien, el Centro cierra a las 7:30 p. m. Nuestro personal está disponible para su cuidado durante las horas mencionadas. En caso de emergencia, llame a nuestra línea telefónica central 956-627-3106 y el servicio de contestador grabará su mensaje. Si se trata de una emergencia, llame al 911.

Gimnasio: Cada invitado será ubicado en un programa de acondicionamiento físico individual que involucra equipos en nuestro gimnasio de última generación. Cuando use el gimnasio, lo alentamos a que hable con uno de nuestros entrenadores de acondicionamiento físico para que le den las instrucciones adecuadas para el uso del equipo aeróbico.

Alimentos: Preferimos que todos los alimentos se consuman en el área designada de comedor. Comer alimentos en momentos distintos a los descritos en su programa interferirá con los principios que se enseñan en el programa, excepto cuando el médico ordene suplementos adicionales.

Salida del Centro de Bienestar: Salir del Centro de Bienestar por cualquier razón que no sea la finalización de su sesión generalmente no es lo mejor para un invitado de salud ya que interrumpe la continuidad del programa. Sin embargo, si encuentra que necesita irse, notifique al personal para saber cuándo esperar su regreso.

Evaluación del Programa: Su evaluación de este programa es muy importante para nosotros. Le agradeceríamos que se tomara su tiempo para completar un cuestionario del Programa de Bienestar antes de irse. La información que proporcione será beneficiosa para programas futuros. ¡Gracias por tomarse el tiempo!

Investigación: Su participación en nuestro estudio de investigación nos ayudará a evaluar objetivamente la influencia del programa de bienestar en nuestros hábitos de salud. Cuando aceptas el proyecto de investigación, los datos recopilados de las respuestas de nuestros huéspedes sobre prácticas de estilo de vida se utilizarán para evaluar los objetivos de nuestro programa.

Teléfono: Hay teléfonos de cortesía en el salón y el salón de clases. El número del centro de bienestar es 956-627-3106.

Paquetes del Programa de Bienestar

Todos los paquetes del programa de bienestar incluyen:
- Manual de Orientación
- Consulta médica inicial con laboratorios, análisis de grasa corporal y evaluación de riesgos para la salud
- Desarrollo de metas y planes personalizados para obtener resultados, incluyendo la vigilancia de su progreso
- Visita semanal con su proveedor
- Sesiones grupales del Programa semanal de bienestar en el lugar y acceso a conferencias semanales y presentaciones especiales para invitados
- Entrenamiento telefónico individual semanal con su entrenador personal de estilo de vida
- Diario de nutrición y ejercicio
- Suplementos y vitaminas para la duración del programa (valor de $150 a $450)
- Libro de Recetas increíblemente deliciosas para vegetarianos y planes de comidas (valor de $29.95)
- Clases semanales de cocina saludable
- Dos terapias de entrenamiento físico semanal supervisadas en el lugar en nuestro gimnasio de última generación
- Opción de tratamiento de hidroterapia semanal
- Apoyo futuro y continuo disponible (consultar sobre la tarifa)
- Programa de bienestar de 4 semanas

Diseñado como una visión general para iniciar sus esfuerzos de transformación de estilo de vida

Programa de bienestar de 8 semanas
Para una mayor profundidad de conocimiento y un compromiso más profundo

Programa de 12 semanas de ser saludable de por vida
Por el compromiso TOTAL de reducir y revertir las enfermedades crónicas

Inicio del programa de bienestar

Paso 1: Llame al Cooper Wellness Center (CWC) al 956-627-3106 para hablar con un entrenador de estilo de vida que revisará brevemente sus metas, necesidades y lo inscribirá como participante del programa de bienestar.

Paso 2: Venga al CWC para completar sus pruebas de laboratorio previas al programa, análisis de grasa corporal y evaluación de riesgos de salud.

Paso 3: Tendrá su consulta médica inicial con el médico para revisar los resultados de su evaluación. Su entrenador personal de estilo de vida también le dará una orientación sobre el programa.

Paso 4: Estás en camino a la transformación del estilo de vida. ¡Únete a nosotros en tu sesión grupal semanal, ven a hacer ejercicio y disfruta de una clase de cocina saludable! Llamaremos para hablar contigo sobre tu progreso en el camino.

Paso 5: ¡Graduación! Continuación de su viaje de bienestar y su nueva vida…

EVALÚE SU ESTADO DE SALUD
¿QUÉ TAN SALUDABLE ES USTED?

¿QUÉ TAN SALUDABLE ES SU ESTILO DE VIDA?

NSTRUCCIONES: para cada indicador de salud, marque la casilla en la columna que mejor lo describe. Escriba el puntaje para esa columna en la columna de Puntuación a la derecha.

INDICADORES DE SALUD	COLUMNA A 0	COLUMNA B 5	COLUMNA C 10	PUNTAJE
1. **Enfermedad:** ¿tiene presión arterial alta?	Si, no controlada	Si, Controlada	No	_____
2. **Enfermedad -** ¿Tiene diabetes?	Si, no controlada	Si, Controlada	No	_____
3. **Enfermedad:** ¿tiene enfermedad cardíaca?	Si, no controlada	Si, Controlada	No	_____
4. **Peso corporal:** ¿Cuál es su índice de masa corporal?	BMI 30+	BMI 25-29.9	BMI <25	_____
5. **Presión arterial:** ¿cuál es su presión arterial?	140/90+	120/80-139/89	<120/80	_____
6. **Actividad física:** ¿Participa durante al menos 30 minutos diarios en actividades de ejercicio moderado o vigoroso?	No ejercicio físico regular	2-3 días por semana	5-7 días por semana	_____

1

Manual del Programa Para el Bienestar

7. **Frutas y vegetales:** ¿Cuántas porciones diarias consume? (1 porción = 1 fruta mediana. ½ taza de vegetales cocidos o 1 taza de vegetales crudos.)	0-3	4-5	6-9	____
8. **Granos integrales:** ¿Cuántas porciones por día consume? (1 porción = 1 rebanada de pan integral, 2/3 de taza de arroz integral, avena, quinua o cereal seco)	<1/día	1-2 porciones/día	3+ porciones/día	____
9. **Leguminosas:** ¿Cuántas porciones de legumbres consume por día? (1/2 taza de Frijoles cocidos, guisantes, lentejas)	<1 porción por día	1-2 porciones por día	3 o más porciones por día	____
INDICADORES DE SALUD	**COLUMNA A** **0**	**COLUMNA B** **5**	**COLUMNA C** **10**	**PUNTAJE**
10. **Semillas de nueces:** ¿Cuántas porciones consume por semana? (1 porción = 1 oz., Nueces o semillas, 2 cucharadas de mantequilla de nueces)	0-2 porciones por semana	2-4 porciones por semana	5 o más porciones por semana	____

11. **Carnes rojas y procesadas-** ¿Cuántas porciones de carne consume por día? (huevo, carne de res, jamón, salchicha, salami; 1 porción = 3 oz.)	> 3 porciones por día	1-2 porciones por día	< 1 porción por día	____
12. **Refrigerios empacados -** Cuántas veces por semana consume barras de chocolate, papas fritas, refrescos, etc.	>7 veces por semana	2-6 veces por semana	<1 por semana	____
13. **Agua -** ¿Cuántos vasos de agua bebe diariamente?	<5 vasos por día	6-7 vasos por día	8 o más vasos por día	____
14. **Desayuno:** ¿desayuna regularmente?	Rara vez	A veces	A diario	
INDICADORES DE SALUD	**COLUMNA A** 0	**COLUMNA B** 5	**COLUMNA C** 10	**PUNTAJE**
15. **Dormir -** Promedio de horas de sueño por día.	<6 horas por día	< 7 horas o más por día	>8 horas por día	____
16. *Azúcar -* ¿Cuál es su nivel de azúcar en la sangre, si lo sabe?	126+	100-125	<100	____
17. *Colesterol en la sangre:* ¿Cuál es su nivel de colesterol LDL?	160+	130-159	<130	____

Manual del Programa Para el Bienestar

18. **Estatus de fumador:** Indique su estatus actual.	Fumador actual	Ex-fumador	No fumador	_____
INDICADORES DE SALUD	**COLUMNA A** **0**	**COLUMNA B** **5**	**COLUMNA C** **10**	**PUNTAJE**
19. **Relaciones sociales:** indique su estatus.	No tiene apoyo social o familiar/ rara vez se relaciona	Algún nivel de apoyo familiar y social/ se relaciona ocasionalmente	Sólido apoyo familiar y social/se relaciona con frecuencia	_____
20. **Felicidad** - ¿Qué tan feliz se siente?	No es feliz, a menudo está triste o deprimido	Algo feliz/ raramente está triste	Muy feliz y satisfecho con la vida	_____
21. **Tiempo al aire libre:** ¿cuánto tiempo pasa al aire libre?	< 10 min. por día	10-30 min. por día	30 min. o más por día	_____
22. **Esperanza y futuro:** ¿cuál es su perspectiva sobre el futuro?	Pesimista	Algo optimista	Muy optimista	_____
23. **Conexión espiritual / meditación** - Indique su estatus.	Ninguna creencia espiritual o religiosa; Yo no medito	Estoy aprendiendo sobre valores espirituales / medito a menudo	Tengo fe y me relaciono regularmente con personas de la misma fe/Medito regularmente	_____

Calificación Total de Estilo de Vida: _____

0-60 riesgo muy alto	65-100 riesgo moderado	105-150 riesgo promedio	155-200 bueno	205-300 excelente

Dra. Dona Cooper-Dockery

METAS PERSONALES

Marque o seleccione todos los cambios que desea poner en práctica que promuevan una mejor salud personal.

- ☐ Alcanzar y mantener un peso más saludable
- ☐ Mejorar o revertir la diabetes
- ☐ Mejorar o revertir la hipertensión
- ☐ Mejorar la salud general
- ☐ Reducir los medicamentos
- ☐ Mejorar la resistencia física
- ☐ Comer al menos ocho porciones de frutas y verduras diariamente
- ☐ Comer al menos cinco porciones de granos integrales semanalmente
- ☐ Reducir el consumo de alimentos procesados o refinados
- ☐ Incrementar la ingesta de nueces y semillas
- ☐ Hacer por lo menos treinta minutos de ejercicio físico diariamente, un mínimo de seis días por semana
- ☐ Tener de siete a ocho horas de descanso oportuno por noche
- ☐ Pasar más tiempo con familiares y amigos
- ☐ Hacer ejercicio devocional o de meditación por lo menos de veinte a treinta minutos por día
- ☐ Vivir libre de enfermedades para toda la vida

MI COMPROMISO

Es mi deseo más profundo poner en práctica los cambios enumerados anteriormente, ya que recibo todo el conocimiento que obtendré durante este programa de Bienestar.

Firmado por: _____

Fecha: _____

Semana 1: Estado de salud en el mundo

Semana 2: Evaluando su estilo de vida

Semana 3: Programa de cambio conductual

Semana 4: Impacto del ambiente en la salud

EDUCANDO EN LA SALUD

¿Qué es Educación Para la Salud? Muchas son las respuestas que se han dado al respecto; sin embargo, se han escogido tres definiciones que deben recordar.

- ▶ Por un lado, la Organización Mundial de la Salud (OMS), la define como "oportunidades de aprendizaje creadas conscientemente con vistas a facilitar cambios de conducta encaminados a una meta determinada".
- ▶ Asimismo, Lawrence W. Green la conceptualiza como "un proceso interactivo que facilita cambios voluntarios de comportamientos en salud, a través de la combinación de experiencias de aprendizaje planificadas".
- ▶ Según Alessandro Sepilli, "es el proceso educativo que tiende a responsabilizar a los ciudadanos individual y colectivamente en la defensa de la salud propia y de los demás".

En consecuencia, la Educación Para la Salud, es un proceso de aprendizaje permanente, destinado a promover condiciones de vida, que ayuden a las personas a tener un buen estado de salud y así disminuir los riesgos de enfermedad y muerte.

¿Por qué es importante la educación en la salud? ¿Qué urgencia tenemos hoy?

Hoy nos encontramos ante un nuevo escenario epidemiológico, las personas y las sociedades han cambiado sus patrones de conducta y estilo de vida. Anteriormente, las enfermedades que más muertes producían en el mundo eran las infectocontagiosas y trasmisibles (malaria, tifoidea, cólera, etc.); sin embargo, los estudios epidemiológicos revelan que esta situación ha dado un vuelco notable en casi todos las naciones del mundo.[1]

A partir de la década de los 90, en los países del Cono Sur americano ha ocurrido una "transición epidemiológica", debido a los nuevos estilos de vida que han elevado el número de enfermedades crónicas no trasmisibles (ECNT) cuyas características son las siguientes: 1) Período de incubación prolongado; 2) evolución crónica; 3) etiología

---

[1] Richard, D. Manual de Educación para la Salud, p 2

multicausal, y 4) las posibilidades de curación para estas enfermedades son limitadas, costosas y poco eficaces.

Las Enfermedades crónicas no transmisibles más comunes son: Las cardiovasculares, cáncer, presión arterial alta, derrame cerebral, diabetes, obesidad, depresión, cirrosis hepática, lumbago, entre otras. Todas ellas presentes en una población predominantemente urbana.

Para prevenir y/o controlar estas enfermedades (ECNT) y consecuentemente la muerte, el foco de atención está dirigida a la EUCACIÓN PARA LA SALUD cuya acción está fundamentada sobre cuatro pilares: 1) Las ciencias de la salud - ¿Cuáles son los comportamientos que mejoran la salud?, 2) las ciencias de la conducta - ¿Cómo se producen los cambios de comportamiento?, 3) las ciencias de la educación - ¿Cómo se puede facilitar el aprendizaje?, y 4) las ciencias de la comunicación - ¿Cómo se comunican las personas?

La Educación para la Salud imparte conocimientos cuyo objetivo es que las personas cuiden de sí mismas, de su familia o comunidad llegando a modificar conductas y adquirir nuevos hábitos para conservar su estado de salud. Recuerde; el mayor capital que usted tiene para triunfar en la vida, es su salud. Dios dice en su Palabra: "Amado, yo deseo que tú seas prosperado en todas las cosas, y que tengas salud, así como prospera tu alma" (3 Juan 2).

Es mi deseo, que, al transcurrir este programa, usted pueda aprender y reflexionar en los grandes principios de salud expuestos desde una perspectiva cristiana y científica; pero lo mejor, es que usted tome decisiones para cambiar y/o mejorar su estilo de vida, que le ayudarán en el logro de sus más caros anhelos.

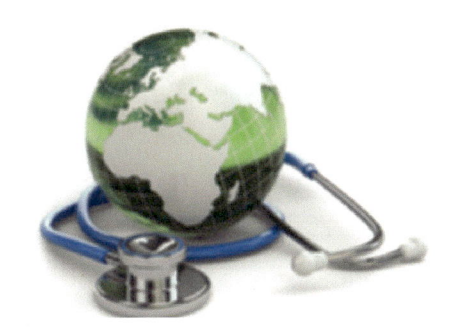

Semana 1: Estado de salud en el mundo

*"La felicidad para mi consiste en gozar de buena salud,
en dormir sin miedo y despertarme sin angustia"*[2]
(F. Sagan)

Estadísticas reveladoras

- Las principales causas de mortalidad en el mundo son la cardiopatía isquémica y el accidente cerebrovascular, que ocasionaron 15,2 millones de defunciones en 2016 y han sido las principales causas de mortalidad durante los últimos 15 años.
- La enfermedad pulmonar obstructiva crónica causó tres millones de fallecimientos en 2016, mientras que el cáncer de pulmón, junto con los de tráquea y de bronquios, se llevó la vida de 1,7 millones de personas.
- La cifra de muertes por diabetes, que era inferior a un millón en 2000, alcanzó los 1,6 millones en 2016. Las muertes atribuibles a la demencia se duplicaron con creces entre 2000 y 2016, lo cual hizo que esta enfermedad se convierta en la quinta causa de muerte en el mundo en 2016. (Fuente OMS)

En los Estados Unidos

- Según el Centro para el Control y Prevención de Enfermedades, la principal causa de muerte en Estados Unidos está relacionada con los problemas cardíacos: según estadísticas del 2016, en EE.UU mueren al año 635,260 personas.
- Luego le sigue, el cáncer, con 598,038 muertes cada año, de acuerdo a los datos del 2016.

Enfermedades crónicas en el mundo

- Según la Organización Mundial de la salud, las enfermedades crónicas son enfermedades de larga duración y por lo general de progresión lenta. Las

---

[2] https://exploringyourmind.com/10-curiosities-about-dreams-that-you-will-love

enfermedades cardíacas, los infartos, el cáncer, las enfermedades respiratorias y la diabetes, son las principales causas de mortalidad en el mundo, siendo responsables del 63% de las muertes.

- ❖ Sin embargo, son fácilmente prevenibles, modificando algunas conductas en los afectados o sirviendo de prevención en aquellos que aún no han sido diagnosticados y además se han constituido en un problema de salud pública tanto a nivel mundial, y también en nuestro país.
- ❖ Las enfermedades crónicas no transmisibles asociadas al estilo de vida y mala nutrición como la obesidad, diabetes tipo 2, las enfermedades cardiovasculares, y de desórdenes en el metabolismo de las grasas (dislipidemias, hipercolesterolemia) están siendo consideradas como endémicas en todo el mundo.
- ❖ Considerando el elevado incremento de estas enfermedades, en todas partes del mundo y en todos los estratos socioeconómicos, es necesario tomar medidas de prevención y promoción de la salud sobre todo en aquellas personas que están expuestas a los factores de riesgo: sedentarismo, alcoholismo, tabaquismo, alta ingesta de sal y comida chatarra, entre otros.

ARBOL EPIDEMIOLOGICO

Cuando hablamos de la epidemiologia conductual de la enfermedad, debemos recordar que hay una responsabilidad individual en la dinámica salud – enfermedad, por lo tanto es importante que frente al auge de las enfermedades crónicas, elaboremos nuestro árbol epidemiológico. Al hacerlo vamos a descubrir de manera práctica, cual fue la causa de la muerte de nuestros antepasados, a qué edad murieron y si tuvieron una o más enfermedades, asimismo nos permitirá conocer si nuestros padres, hermanos, tíos abuelos maternos y paternos que estén vivos, están sufriendo de alguna enfermedad.

Importancia.- Al elaborar su árbol epidemiológico, permitirá que usted tome conciencia acerca de las posibles enfermedades que usted podría tener. Entonces si usted por ejemplo tiene en su familia que sus abuelos o padres murieron de cáncer, entonces la probabilidad que usted muera de lo mismo es porcentualmente posible. ¿Qué hacer? Podemos mejorar nuestro estilo de vida y al hacer un cambio de hábitos negativos por positivos; entonces la posibilidad que tengamos cáncer se reduce significativamente, retarda su aparición o en el mejor de los casos no se manifestara. Recuerde su estilo de vida determinara su salud ahora y en el futuro.

Acción por su salud

❖ Elabore su árbol epidemiológico en familia. Tome dos hojas en blanco, en una coloque los nombres de los familiares maternos y en la otra hoja los nombres de los familiares paternos. Si murieron coloque la edad y la enfermedad de cada uno de ellos, y si están vivos, coloque su nombre, edad y de que enfermedad sufren en la actualidad. Luego evalúen y reflexione juntos que cambios deben hacer en su estilo de vida.

Notes:

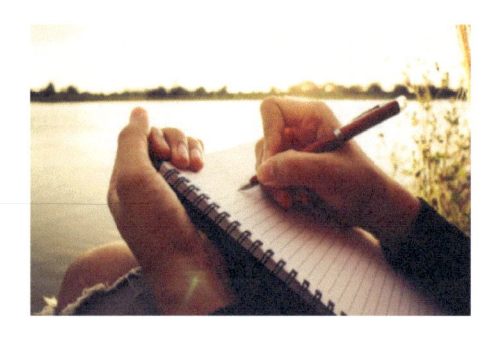

SEMANA 2: EVALUANDO SU ESTILO DE VIDA

"Muchas cosas no nos atrevemos a emprenderlas no porque sean difíciles en sí, sino que son difíciles porque no nos atrevemos a emprenderlas[3]
. (Séneca)

Estilo de vida

- En primer lugar, se debe mencionar que tanto a nivel personal como colectivo existen formas de comportamiento que pueden ser favorables para la salud, como otras que pueden resultar desfavorables.
- Esto deriva en el concepto de "estilo de vida" definido como el "conjunto de pautas y hábitos comportamentales cotidianos de una persona."
- O bien, tal como lo define Gutiérrez[4] "es la forma de vivir que adopta una persona o grupo, la manera de ocupar su tiempo libre, el consumo, las costumbres alimentarias, los hábitos higiénicos…"
- La OMS lo define como una forma de vida que se basa en patrones de comportamiento identificables, determinados por la interacción entre las características personales individuales, las interacciones sociales y las condiciones de vida socio-económicas y ambientales.

Beneficios de un Estilo de Vida Saludable

Son múltiples los beneficios de incorporar hábitos de vida saludable, y estos se verán reflejados de manera integral en los 4 aspectos del ser humano: físico, mental, social y espiritual.

- ❖ Previene problemas de sobrepeso, nos ayuda a perder peso o mantener el peso ideal.

---

[3] https://www.brainyquote.com/quotes/lucius_annaeus_seneca_107581
[4] Gutiérrez M. Actividad física, estilos de vida y calidad de vida.

- Aumenta los niveles de energía para realizar nuestras actividades diarias.
- Mejora la acción respiratoria.
- Ayuda a tener un desarrollo y crecimiento más saludable.
- Aumenta el rendimiento en general: fuerza, velocidad, resistencia.
  - Hay una gran mejoría de la coordinación.
  - Elimina o disminuye la ansiedad y el estrés de tu vida.
  - Contribuye a regular el sueño.
  - Mejora la autoestima.
  - Nos ayuda a enfrentar las dificultades con esperanza.
  - Mejora nuestra imagen física.

Evaluando su estilo de vida ¿Cómo saber si llevo un estilo de vida adecuado? Esta es una pregunta que la gran mayoría de personas se hacen. Para saber hay diferentes maneras que mencionamos a continuación.

Responda con honestidad el cuestionario sobre estilo de vida. Los cuestionarios o encuestas sobre estilo de vida, nos muestra el tipo de conducta que está teniendo en su experiencia diaria y que pueden estar contribuyendo a que su salud se vea afectada.

Visite al médico y hágase una evaluación cada año. El visitar al médico o realizar un chequeo anual debe ser una práctica constante. Muchas personas fueron al médico cuando tenían complicaciones de salud extremas y en esta etapa es más difícil el tipo de ayuda que se pueda dar.

Un hemograma completo será revelador acerca de su condición de salud. Un hemograma completo es un análisis de sangre que se usa para evaluar el estado de salud general y detectar una amplia variedad de enfermedades, incluida la anemia, las infecciones y la leucemia. Este examen de laboratorio revelara si tenemos en un rango adecuado **los niveles de colesterol, triglicéridos, azúcar, ácido úrico, etc.** y si los diferentes órganos funcionan bien.

Estrés y estado de ánimo. Si usted vive constantemente preocupado, o estresado es un signo de que algo está mal, por lo tanto reflexione y evalúe cuales son los factores que le están provocando el estrés y que están afectando con toda seguridad su estado de ánimo. Hans Selye, el médico inventor del término *estrés*, ya lo dijo: "una actitud estresada ante la vida nos rompe tarde o temprano".

Problemas en la boca: También pueden revelarnos cómo esta nuestra salud:

Caries: revela unos malos hábitos alimentarios, en especial exceso en el consumo de hidratos de carbono refinados y déficit de minerales.

Halitosis: el mal olor de boca con frecuencia es debido a un déficit de higiene bucal, pero en muchas ocasiones es propio de personas con gastritis o afecciones del hígado.

Acción por su salud

Si usted desarrollo el cuestionario de estilo de vida, felicitaciones. Entonces ahora sea un agente educador en salud. Anime y apoye a su cónyuge y el resto de su familia a detenerse por un momento y desarrollar el cuestionario de estilo de vida. También evalúe de manera personal como esta su nivel de estrés, como está reaccionando frente a las circunstancias en su casa, en su trabajo o en su relación con las personas. También es necesario que acuda a hacerse una revisión de la boca, para saber cómo están sus dientes.

Evaluando mi nivel de estrés

_____

_____

_____

_____

_____

_____

Dra. Dona Cooper-Dockery

Evaluando mi estado de animo

_____

_____

_____

_____

_____

_____

Dialogue como familia y planifiquen la posibilidad de visitar al dentista. Escriba porque es importante atender los signos o manifestaciones que mi boca revela.

_____

_____

_____

_____

_____

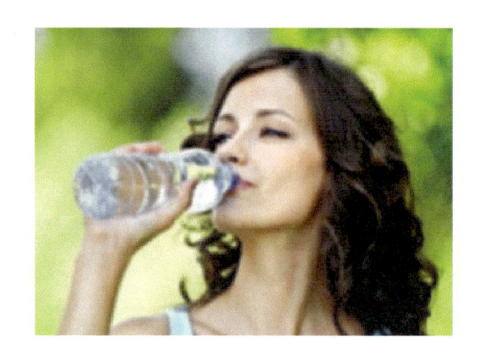

Semana 3: Programa de Cambio conductual

"Los hábitos son como hebras. Si día tras día las trenzamos en una cuerda, pronto resultará irrompible»[5]." (H. Mann)

PLAN DE CAMBIO CONDUCTUAL[6]

- Toda persona que reconoce y sabe que es importante mejorar su conducta en salud, se propone hacer cambios que han de contribuir a mejorar su estilo de vida y por ende su calidad de vida. Sin embargo, muchas veces en su afán de querer cambiar, se encuentra que muchas veces no logra su objetivo y se frustra para continuar avanzando.

- Aquí una propuesta de modificación conductual de estilo de vida. Está hecha sobre la base de una combinación entre planeamiento y programación de educación en salud, teorías y estrategias de cambio de conductas en salud y algunos principios y técnicas en psicología que han dado resultado.

- Quien dese involucrarse en este cambio debe seguir estos pasos, aplicándolo a su experiencia personal, por lo tanto, es necesario escribir cada paso.

PRIMER PASO Establezca su conducta blanco de cambio

Seleccione solo una conducta en salud que desea cambiar. Algunos tienen la capacidad de elegir dos conductas para cambiar y logran su objetivo, pero lo ideal es que sea solo una. Entonces la conducta que usted seleccione cambiar se llamará conducta negativa. Por ejemplo: Yo no tomo agua, me gustaría cambiar y tomar agua. "No tomar agua" será la conducta negativa y "tomar agua" la conducta blanco de cambio. Ahora elabore un cartel y colóquelo en un lugar visible para que le recuerde lo que debe hacer cada día.

---

[5] https://www.goodreads.com/quotes/7287712-habits-are-like-a-cable-we-weave-a-strand-of
[6] Gálvez Cesar. Poder para cambiar los hábitos, p 43

> TOMAR 6 - 8 VASOS DE AGUA
> TODOS LOS DIAS

SEGUNDO PASO - Haga una lista de los antecedentes de la conducta negativa

El propósito de este análisis es descubrir que cosas de su experiencia o entorno cultural a través de su vida, condicionaron la práctica de la conducta negativa. Por ejemplo: Nunca vi a mis padres tomar agua en casa, mis abuelos me dijeron que tomar agua fría me enfermaría, mis padres no hacían ejercicio físico.

TERCER PASO - Haga una lista de las consecuencias de la conducta negativa

Ahora es importante responder a la siguiente pregunta: ¿Qué me podría pasar si continuo sin tomar agua? ¿Qué pasará si continuo sin hacer ejercicio físico regularmente? Entonces si yo no tomo agua podría: sufrir de estreñimiento, mi digestión será más lenta, subiré de peso, mis riñones trabajaran más, etc.

CUARTO PASO - Haga una lista de los beneficios de la conducta positiva

En este paso usted debe responder los beneficios de la conducta que va ha incorporar en su experiencia. Por ejemplo: ¿Qué beneficios voy a obtener si tomo agua todos los días? Si tomo agua todos los días voy a: regular mi peso, mi digestión será mejor, mis riñones trabajaran bien, controlare mi deseo de comer a toda hora, etc.

QUINTO PASO - Programación de la conducta positiva

Este es un paso fundamental en este propósito de cambiar su conducta negativa en una conducta positiva. Es necesario responder las siguientes preguntas: ¿Cómo? ¿Cuándo? ¿Donde? ¿Con quién?

¿Cómo?	Comenzaré aprendiendo a tomar 2 vasos de agua cada día.
¿Cuándo?	A las 10:00 am todos los días.
¿Donde?	De lunes a viernes en mi centro laboral, sábado y domingo en mi casa.
¿Con quién?	Mi cónyuge me llamara por teléfono 5 minutos antes para hacerme recordar. Juntos tomaremos agua los sábados y domingos.

Después de 1 mes, luego que ya sea natural tomar agua a las 10:00 de la mañana, ahora daré el siguiente paso de tomar 2 vasos de agua al levantarme, el siguiente mes, tomare 2 vasos más a media tarde y así sucesivamente. Hasta lograr el objetivo de tomar 8 vasos de agua.

Cada uno debe elaborar una lista de hábitos nuevos que le gustaría cambiar: Hacer ejercicio cuatro veces por semana, dormir 8 horas por día, acostarse temprano, tomar un buen desayuno cada día, etc.

SEXTO PASO - Reforzadores

En el proceso de cambio de conducta en salud es necesario incorporar algunos premios, conocidos también como reforzadores. Estos premios se espera que refuercen la nueva conducta positiva hasta establecerla como un hábito.

Existen reforzadores materiales y reforzadores sociales. Los reforzadores materiales son objetos que uno se va a otorgando como premio. Por ejemplo: Cada 15 días, si cumplimos con nuestro plan personal iremos a comer en el restaurante, o prepararemos nuestra comida favorita.

Los reforzadores sociales son actos o palabras de reconocimiento que uno mismo se los da, se los presenta a otros o recibe otros. Pueden ser diplomas, certificados, palabras de felicitación, reconocimiento, estimulo elogio. Recuerde comenzar con los reforzadores materiales, y luego incluir los reforzadores sociales.

SEPTIMO PASO - Cometido y Lema

El cometido es un compromiso que cada persona elabora y que le sirve de inspiración para iniciar y mantener la conducta hasta incorporar el nuevo habito saludable. También es importante escribir un lema que lo anime o motive a seguir adelante en el logro de su objetivo.

> Yo ....consciente de los beneficios de hacer ejercicio físico y deseosos de disfrutar de una vida más abundante decido hoy que por la gracia de Dios y la ayuda de mi familia, hacer ejercicio físico 4 veces por semana de acuerdo al presente programa.
>
> "TODO LO PUEDO EN CRISTO "

EVALUACIÓN

Cada 15 días o semanalmente deténgase en medio de sus múltiples actividades y evalúe como le está yendo en su programa de cambio conductual. Si no ha cumplido algunos días con su plan, propóngase continuar, recuerde que el cambio de conductas es una lucha constante, pero al perseverar lograra su objetivo.

Acción por su salud

Elaborar su programa de cambio conductual es fundamental para lograr sus objetivos propuestos para mejorar su estilo de vida, entonces siga con sinceridad y paso a paso las indicaciones del presente programa y usted notara como se va formando el nuevo habito en su vida.

Programa de cambio conductual en salud

Paso 1	Establezca su conducta blanca a cambiar. Haga sus letreros y colóquelos en lugares visibles.	
Paso 2	Haga una lista de los antecedentes de la conducta negativa	
Paso 3	Haga una lista de las consecuencias de la conducta negativa	
Paso 4	Haga una lista de los beneficios de la conducta positiva	
Paso 5	Programe el inicio de su plan de cambio de hábitos. Coloque su plan en un lugar visible.	
Paso 6	Utilice reforzadores materiales y sociales. Escriba como premiara sus logros.	
Paso 7	Elabore su compromiso en una hoja y escriba su lema motivador.	
Paso 8	Evalúe su programa, si fracaso, vuelva a intentarlo. No se desanime	

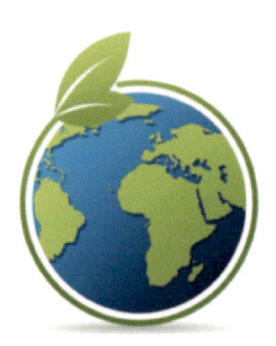

Semana 4: Impacto del ambiente en la salud

Todo es con energía

- ❖ Según la Administración de Información de Energía de EE. UU. (EIA por su sigla en inglés), en 2012, el consumo total de energía primaria de la población mundial fue de 529 cuatrillones de BTU.
- ❖ ¡95 cuatrillones fueron consumidos solo por los Estados Unidos!
- ❖ Más del 85% del combustible actual de EE.UU. proviene de combustibles fósiles, una fuente de energía no renovable que no puede reemplazarse una vez que se ha agotado.
- ❖ La extracción de combustibles fósiles y otras fuentes de energía no renovables y los subproductos que dejan atrás causan un daño increíble al medio ambiente a un ritmo exponencial.
- ❖ Según la OMS se calcula que un 24% de la carga mundial de morbilidad y un 23% de la mortalidad son atribuibles a factores medioambientales.

El medio ambiente y nuestra salud

Como miembros de este planeta, nuestra salud se ve afectada por cualquier cambio en nuestro medio ambiente, incluida la flora y la fauna.

Los árboles absorben dióxido de carbono que exhalamos y producen oxígeno para nosotros, pero están siendo destruidos a un ritmo alarmante. Y la exposición a la luz solar reduce la depresión, la ansiedad, disminuye la presión arterial y ayuda a prevenir la hipertensión.

La contaminación del aire es uno de los mayores contribuyentes a muchos problemas de salud cardiovascular y respiratoria y se ha relacionado con:

- ❖ Cáncer de pulmón
- ❖ Asma
- ❖ Alergias
- ❖ Problemas respiratorios
- ❖ Daño irreparable a la vida vegetal (flora) y la vida animal (fauna)

Contaminación del aire exterior

> Recordemos que gran parte del aire del planeta esta inevitablemente contaminado. El crecimiento población es cada vez mayor y podemos ver en las grandes ciudades las toneladas de basura que estas producen. Por otro lado, el uso permanente de pesticidas, el polvo y el ozono, contribuyen al problema.

> Asimismo, el monóxido de carbono de los autobuses, autos y aviones, los metales pesados y los productos químicos de fábricas y refinerías, todo esto viene sumando negativamente a la contaminación y afectando silenciosamente nuestra salud.

> La contaminación puede endurecer las arterias: Un estudio de la facultad de Medicina de la Southern California University, demostró que a medida que aumentaban los niveles de contaminación, también lo hacia el espesor de la placa en las arterias carótidas de los participantes del estudio[7].

Contaminación del aire interior

> Algunas veces el aire en el interior de las casas u oficinas puede ser tan nocivo como lo es en el ambiente exterior, debido a que los productos químicos y las bacterias y recirculan por los sistemas de calefacción y de aire acondicionado de los edificios. También se suman los compuestos químicos, las pinturas, los disolventes, las alfombras y el humo del cigarrillo.

> Un 30 % de todas las muertes por cáncer se atribuyen al uso del tabaco, haciendo que se una a la obesidad como el primer factor de riesgo relacionado con la enfermedad[8].

Acción por su salud

Ahora que usted es consciente de la contaminación del aire y que en algunos casos quizás es poco lo que podamos hacer, sin embargo hay acciones que puede realizar para disminuir o evitar la contaminación tanto externa como interna.

> Aplique las 3 R en su hogar, centro de estudios o centro laboral: Reducir, Reutilizar y Reciclar.

---

[7] Colbert. D. *Los siete Pilares de la Salud, p 166*
[8] Ibid, citado en la p.167

Reducir: reducir el consumo de productos que se compran y se consumen, ya que tienen una relación directa con los desperdicios. Haga una lista para disminuir o evitar su compra en el futuro.

_____

_____

_____

_____

Reutilizar: volver a utilizar las cosas, darles la mayor utilidad posible antes de que llegue la hora de deshacernos de ellas. Y así, disminuir el volumen de basura. Elabore una lista breve.

_____

_____

_____

_____

Reciclar: separar materiales usados o desperdicios a un proceso de transformación o aprovechamiento para que puedan ser nuevamente utilizados.

_____

_____

_____

_____

Recuerde que es importante cambiar el filtro del aire acondicionado, si tiene un filtro permanente lávelo periódicamente. Si vive cerca a lugares en donde está permitido fumar, comience una campaña en favor del aire limpio. No fumar.

Semana 5: Objetivos: evaluar tus riesgos para la salud y establecer metas

Semana 6: Medio ambiente: pasar tiempo al aire libre

Semana 7: Descanso oportuno: restaurar, reparar y rejuvenecer durante el sueño

Semana 8: Dieta saludable: sanando con los alimentos adecuados

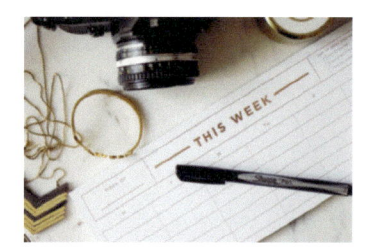

Semana 5:
Objetivos:
evaluar tus riesgos
para la salud y establecer metas

"Todo es imposible, hasta que esté hecho."
Leonardo DaVinci

La fría realidad

- ❖ El 66% de todas las resoluciones de Año Nuevo realizadas en el país están relacionadas con la pérdida de peso y la mejora de la salud[1]
- ❖ 75% de las personas cumplen las metas en la primera semana[2]
- ❖ Menos de la mitad renuncia a sus resoluciones seis meses después del año[2]

Dos de las razones más comunes por las que las personas abandonan sus resoluciones de Año Nuevo son: afirman no tener suficiente tiempo o es demasiado difícil. Los beneficios de perder peso incluyen:

- ❖ Te sientes mejor y te ves mejor
- ❖ Tu salud general mejora
- ❖ Tienes una mayor resistencia a las enfermedades
- ❖ Tienes más energía
- ❖ Tu estado de ánimo y actitud mejoran

No establecer metas con respecto a vivir un estilo de vida saludable y tomar malas decisiones nutricionales puede conducir a enfermedades crónicas como: obesidad, diabetes tipo 2, enfermedades del corazón, presión arterial alta y otras afecciones.

Lo que ponemos en nuestros cuerpos es lo que nos alimenta. Y los factores de riesgo dietéticos son la causa # 1 de las enfermedades crónicas.

"Cuando la dieta es INCORRECTA, la medicina no sirve de nada. Cuando la dieta es correcta, la medicina no es necesaria."-Proverbio ayurvédico antiguo

Dra. Dona Cooper-Dockery

La fórmula

Establece objetivos claramente definidos que puedas medir y asegúrate de escribirlos. La fijación de objetivos es un proceso.

En primer lugar, crea una idea general de lo que quieres hacer con tu vida e identifica los objetivos a gran escala que deseas alcanzar.

Luego, divide estas metas en objetivos más pequeños que debes alcanzar para alcanzar tus objetivos de vida. Una vez que tengas su plan, comienza a trabajar en él para lograr tus objetivos.

Celebra y recompénsate a medida que tengas éxito con los objetivos que has establecido.

Las metas te llevarán a convertir tu visión en realidad.

Mis metas de largo plazo (3-5 años):

1. _____

2. _____

3. _____

Mis metas de corto plazo (3-6 meses):

4. _____

5. _____

6. _____

Pasos para alcanzar mis objetivos:

7. _____

8. _____

9. _____

---

1. Journal of Clinical Psychology. (2002, April). Auld Lang Syne: Success Predictors, Change Processes, and Self-Reported Outcomes of New Year's Resolvers and Non resolvers. - PubMed - NCBI. Obtenido de http://www.ncbi.nlm.nih.gov/pubmed/11920693.
2. Sparacino, A. (2016, January 4). The Doctors Office Urgent Care of Paramus NJ - Blog. Obtenido de https://www.onrevenue.us/medexparamusnj/blogcomments?pid=89168.

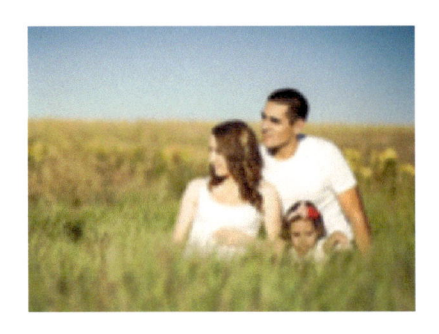

Semana 6:
Medio ambiente: pasar tiempo al aire libre

"El corazón alegre es una buena medicina, pero el espíritu quebrantado seca los huesos"
-Proverbios 17:22

Vivimos hoy en día con múltiples actividades y muchas veces no tenemos tiempo para pasar con nuestra familia en actividades al aire libre. Sin embargo, hay muchos beneficios que se obtienen al realizar actividades fuera de casa u oficina.

Aire Puro

- Podemos sobrevivir semanas sin comida, días sin agua, pero sólo unos minutos sin aire.
- La composición del aire (a nivel del mar) es aproximadamente 78% de nitrógeno, 20% de oxígeno, 1% de vapor de agua, 0,97 % gases inertes – principalmente argón, y 0,03% dióxido de carbono y otros gases.
- De estos elementos, el oxígeno es esencial para cada célula en nuestros cuerpos – para la respiración celular. De hecho, el 65% de nuestra masa corporal está compuesta de oxígeno.
- El adulto promedio respira más de 3.000 galones de aire cada día. Por esta razón es muy importante que el aire que respiremos sea limpio y puro.

Beneficios del Aire Puro

Mejoran el apetito e inducen un sueño reparador – "(El) aire puro y fresco… excita el apetito, y hace que la digestión sea más perfecta, induciendo un sueño sano y dulce[9]."

- Purifica, destruye y desactiva bacterias y virus, así como otras sustancias dañinas
- Aumenta la resistencia celular a virus y retrovirus que causan cáncer y otras enfermedades.

---

[9] White: *Consejos Sobre el Régimen Alimenticio, p. 123.*

Dra. Dona Cooper-Dockery

La "luz mayor" para gobernar el día

De acuerdo con la Biblia, "Y Dios vio todo lo que había hecho, y, he aquí, fue bueno". El "bien" que se menciona aquí no es solo el "bien" normal como presumiríamos normalmente. Va mucho más profundo que eso para cubrir un significado integral e intrínseco de la palabra. "Bueno" aquí en este sentido se deriva de la palabra hebrea towb (tobe). Según el Léxico hebreo Concordancia de Strong, "bueno" o towb puede describirse como un adjetivo en el sentido más amplio, usado de la misma manera como un sustantivo, tanto en masculino como en femenino, singular y plural.[10]

La funcionalidad de las relaciones de la vida aquí en este planeta está tan entrelazada que sin la salud de uno, otra sufrirá. Por ejemplo, la luz solar hace que el cerebro libere la hormona serotonina que mejora el estado de ánimo. La exposición a la luz solar ayuda a reducir la depresión y la ansiedad e incluso puede disminuir nuestra presión arterial y ayudar a prevenir la hipertensión.

Un equipo de investigadores británicos descubrió que el óxido nítrico que se almacena en las capas superiores de nuestra piel reacciona a la luz solar y ensancha los vasos sanguíneos para permitir que el óxido ingrese a nuestro torrente sanguíneo al tiempo que nos infunde la vitamina D.[11] La vitamina D, ayuda a nuestros cuerpos a luchar contra enfermedades como la tuberculosis, desarrollar huesos sanos y prevenir la osteoporosis y otras enfermedades óseas. La vitamina D también es pro hormonal y funciona como un modulador genético, evitando así la formación de genes productores de cáncer. Las cantidades adecuadas de vitamina D también son importantes para que la insulina funcione de manera efectiva y, por lo tanto, reduzca el riesgo de desarrollar diabetes. Es muy obvio que la exposición adecuada a la luz solar es importante para la salud y la longevidad. Obtener 10-15 minutos de exposición al sol diariamente producirá la dosis diaria recomendada de vitamina D, que es de 1,000-2,000 UI.

Verdades Sobre la Luz Solar[2]

❖ La exposición diaria a la luz natural del sol aumenta la producción de melatonina (la hormona del descanso y el rejuvenecimiento)

---

[10] Strong's Concordance. (n.d.). Strong's Hebrew Lexicon Search Results. Retrieved from http://www.eliyah.com/cgi-bin/strongs.cgi?file=hebrewlexicon&isindex=2896

[11] Reinberg, S. (2016, January). Sunlight Might Be Good for Your Blood Pressure: Study – WebMD. Retrieved from http://www.webmd.com/ hypertension-high-blood-pressure/news/20140120/ sunlight-might-be-good-for-your-blood-pressure-studydiesel car exhaust

Manual del Programa Para el Bienestar

- ❖ Fortalece el sistema inmunológico
- ❖ Alivia el dolor de articulaciones inflamadas por artritis
- ❖ Alivia ciertos síntomas del síndrome premenstrual
- ❖ Disminuye los niveles de colesterol en la sangre
- ❖ Ayuda a producir vitamina D

Datos Importantes Acerca de la Vitamina D

- ❖ La vitamina D es una vitamina soluble en grasa que promueve la absorción de calcio y es importante en el desarrollo de huesos fuertes.
- ❖ Otras funciones en el cuerpo incluyen: modula el crecimiento celular (reduce la incidencia del cáncer), funcionamiento correcto neuromuscular e inmune, y reducción de la inflamación
- ❖ Varios estudios han mostrado su importancia en la prevención de enfermedades cardiacas, diabetes, cáncer, infecciones, y enfermedades autoinmunes[12].

Acción por su salud

Ahora que usted es consciente de los beneficios de pasar tiempo al aire libre entonces programe actividades que le permitan disfrutar de los beneficios del aire, y del sol.

_____

¿Cómo estoy sentado en este momento? Siempre al levantarse haga aspiraciones profundas.

_____
_____
_____
_____
_____

---

[12] *Manual de Entrenamiento Laico*

❖ ¿Es mi respiración superficial o profunda? ¿La ropa que estoy utilizando restringe mi respiración

_____

_____

_____

_____

❖ ¿Ya hice (o haré) ejercicio el día de hoy? Recuerde que salir a caminar, correr o practicar su deporte favorito, lo ayudara a disfrutar del aire, e incorporar la vitamina D a su cuerpo.

_____

_____

_____

_____

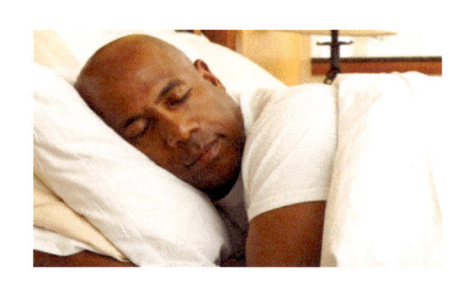

Semana 7: Descanso oportuno: restaurar, reparar y rejuvenecerdurante el sueño

La privación del sueño

La privación del sueño es una causa principal de accidentes vehiculares en los Estados Unidos. Un estudio encontró que conducir después de estar despierto de 17 a 18 horas equivale a conducir con un contenido de alcohol en la sangre de 0.05%. Los científicos creen que mientras dormimos, los recuerdos y las habilidades se trasladan a regiones cerebrales más eficientes y permanentes. La falta de sueño afecta nuestra memoria. Los otros efectos negativos de la privación del sueño incluyen: mala memoria, pérdida de la atención y un mayor riesgo de obesidad, hipertensión, enfermedad cardiovascular, presión arterial alta, accidente cerebrovascular y diabetes.

Trabajando en EE. UU.

Estados Unidos es el único país desarrollado en el mundo sin vacaciones pagas o vacaciones legalmente requeridas. Los empleados de EE.UU. trabajan aproximadamente un 20% más de horas por trabajador que los empleados en Alemania o Francia.

Fatiga suprarrenal

La fatiga suprarrenal es una disminución en la capacidad de la glándula suprarrenal para llevar a cabo sus funciones normales. Comúnmente es causada por estrés crónico de cualquier fuente, incluyendo: estrés ambiental, emocional, físico y mental.

Recomendaciones diarias de sueño

Adolescentes (14-17): 8-10 horas
Adultos más jóvenes (18-25): 7-9 horas
Adultos (26-64): 7-9 horas
Adultos mayores (65+): 7-8 horas

Dra. Dona Cooper-Dockery

Consejos para mejorar el sueño

Hay algunas cosas que podemos hacer para asegurarnos de obtener los niveles adecuados de sueño y descanso que nuestros cuerpos necesitan para funcionar correctamente y tener suficiente energía para ayudarnos a completar con éxito cada nuevo día.

❖ Debemos tratar de cumplir con un horario de sueño oportuno.
Se ha demostrado que la consistencia refuerza el ciclo de sueño-vigilia del cuerpo y ayuda a promover una mejor calidad del sueño por la noche. Intente acostarse a las 10:00 p.m. Las horas antes de la medianoche permiten una mayor producción de las hormonas de crecimiento. Esto, por lo tanto, aumenta los procesos de curación y reparación.

❖ Tener un ritual a la hora de acostarse. Haga algo que lo relaje antes de acostarse para que pueda quedarse dormido fácilmente. Forzarse a dormir tiende a tener el efecto contrario, ya que puede agregar estrés. Además, se sabe que la luz de colores cálidos, como aquellos con un resplandor amarillento, influye en los sentimientos de descanso y relajación en el cerebro, ayudándolo a relajarse.

❖ Las siestas diurnas pueden interferir con el descanso nocturno adecuado. Si las siestas son absolutamente necesarias o si se encuentra completamente agotado, debe limitar las siestas para que duren solo entre diez y treinta minutos.

❖ La actividad física como caminar, trotar o incluso limpiar la casa de manera simple puede ayudarlo a dormir mejor por la noche. Además de los otros numerosos beneficios para la salud, la actividad física puede ayudarlo a dormir profundamente al gastar la energía no utilizada que se acumula durante el día. Sin embargo, una cosa para recordar es no hacer ejercicio demasiado cerca de la hora de acostarse. Intente hacer ejercicio por la mañana o por la tarde, porque hacer ejercicio justo antes de acostarse puede mantenerlo con demasiada energía para conciliar el sueño.

❖ Muchas personas consideran el estrés como la razón número uno para no tener un sueño de calidad. Hay varias formas en que puede ayudar a controlar el estrés. La actividad física ayuda a aliviar el estrés y la producción excesiva de cortisol durante el día, lo que contribuirá a dormir mejor por la noche. Otra buena práctica es evitar que el trabajo interfiera con su vida personal. Mantener el trabajo y la vida familiar separados puede aumentar en gran medida las posibilidades de quedarse profundamente dormido. Recuerde, mañana es otro día. No se preocupe por cosas que no puede cambiar y siempre avance.

❖ La oración, la meditación y dar gracias por todas las bendiciones del día permitirán una buena noche de sueño.

En resumen

Recuerde que para que pueda alcanzar la salud y la longevidad hay dos ciclos de descanso que deben observarse: descanso diario y semanal. Esto le permite al cuerpo restaurar y reparar células, tejidos y órganos dañados. Incluso Dios descansó al final de la semana de la creación, el séptimo día. Lo bendijo y lo hizo santo y nos pidió que hiciéramos lo mismo. Con tanto que hacer y, a menudo, sin tiempo suficiente para hacerlo, nos olvidamos de nuestra salud y nos centramos en lo que hay que hacer. Tendemos a pensar demasiado y trabajar demasiado sin siquiera darnos cuenta del daño que estamos haciendo a nuestros cuerpos. y nuestras mentes, aunque a veces resulta muy difícil, mantener organizada nuestra vida diaria ayudará a garantizar que tengamos tiempo para las cosas importantes como nuestro descanso, nuestra familia, amigos y, lo más importante, nuestra fe. Siguiendo los principios y prácticas simples del tiempo de descanso regular como la Biblia dice que deberíamos, podremos vivir vidas más largas y saludables. Encontraremos más paz y tranquilidad a través del ajetreo y el bullicio de cada día y aprenderemos a tener serenidad en nuestras vidas como fuimos creados. Recuerde, es importante tomarse un tiempo para descansar, reparar, rejuvenecer, recargar y reenfocar. Esta es una estrategia exitosa para la salud.[13]

Acción por su salud

Ahora que usted es consciente de los beneficios del descanso responda con honestidad estas sencillas preguntas y descubra si está durmiendo lo suficiente.

	¿Duerme usted lo suficiente?		
1	¿Necesito despertador para despertarme en la mañana?	SI	NO
2	¿Se siente somnoliento mientras conduce distancias cortas o mientras espera en los semáforos?	SI	NO
3	¿Se queda sin energía a la mitad del día?	SI	NO
4	¿Se siente irritable y fatigado? (Pida que su cónyuge responda)	SI	NO
5	¿Tiene el sueño ligero y se despierta fácilmente con cualquier ruido?	SI	NO
6	¿Es incapaz de sacar de su mente preocupaciones persistentes?	SI	NO

Si respondió "si" a alguna de las preguntas, probablemente le esté faltando sueño. Si aún no está seguro, intente sentarse en una silla cómoda en una habitación a media luz

[13] Dona Cooper. *Get Healthy For Life*, p. 45,46

durante 5 minutos. Si no puede hacerlo sin quedarse dormido (a) es una señal de que necesita más horas de sueño[14].

> ▶ Descubra también que factores están afectando su sueño, estrés, dolor, cafeína, un cónyuge que ronca, el colchón, la almohada, un ambiente ruidoso, etc.

_____
_____
_____
_____
_____
_____
_____
_____
_____
_____
_____
_____
_____

---

[14] Colbert, D. *Los siete pilares de la salud*, p. 51

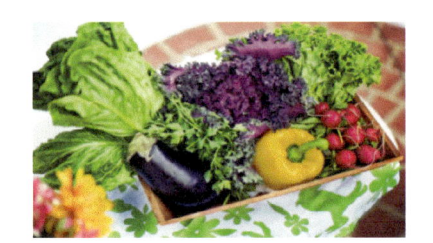

Semana 8: Dieta saludable: sanando con los alimentos adecuados

Nutrientes

Los nutrientes son sustancias en los alimentos que proporcionan energía y materiales para el desarrollo, crecimiento y reparación de las células. Hay 6 tipos de nutrientes en los alimentos:

1. Hidratos de carbono
   - principal fuente de energía
   - compuesto de átomos de carbono (C), hidrógeno (H) y oxígeno (O)
2. Proteína
   - el componente principal en la composición de hueso, músculo y otros tejidos y líquidos
   - esencial para el crecimiento del tejido y la reparación celular
3. Grasas y lípidos
   - Ayuda a nuestros cuerpos a almacenar vitaminas liposolubles y a almacenar altos niveles de energía.
   - una dieta saludable debe consistir en no más del 30% de grasa
4. Vitaminas
   - solubles en agua (es decir, B1, B2)
   - soluble en grasa (es decir, vitamina A, vitamina D)
   - Se requieren 13 vitaminas esenciales para que el cuerpo humano funcione adecuadamente
5. Minerales
   - promueven las reacciones celulares, ayudan a equilibrar los niveles de agua en el cuerpo y ayudan a los sistemas estructurales

Dra. Dona Cooper-Dockery

La dieta basada en plantas

Las dietas basadas en plantas pueden prevenir e incluso revertir enfermedades crónicas como: diabetes, enfermedades cardiovasculares, hipertensión y más. Esta dieta no contiene colesterol y muy pocas calorías o grasas. Enfóquese más en vegetales verdes ricos en nutrientes con el objetivo de comer 5 o más porciones de verduras al día.

El consumo de hojas verdes se asocia con un 14% de disminución del riesgo de diabetes tipo 2. Las verduras de hoja incluyen: col rizada, brócoli, lechuga, espinaca y lechuga romana.

Las frutas son bajas en grasa, sodio y calorías y ninguna de ellas contiene colesterol.

Nutrientes esenciales

Los nutrientes esenciales proporcionan muchos beneficios para la salud, pero desafortunadamente no se consumen lo suficiente en la sociedad actual.

El potasio ayuda a mantener la presión arterial.

La fibra reduce el colesterol, el estreñimiento y el riesgo de enfermedad cardíaca y diverticulosis. También promueve la función intestinal adecuada.

La vitamina C promueve el crecimiento y la reparación de todos los tejidos del cuerpo, ayuda a sanar cortes y heridas y mantiene saludables los dientes y las encías.

Nueces y semillas

Las nueces contienen fibra, que ayuda a reducir el colesterol al tiempo que ancla el azúcar en la sangre de una persona. También contienen una variedad de antioxidantes y minerales vitales tales como: manganeso, calcio, hierro, zinc, cromo y selenio.

Granos

Coma al menos 3 o más porciones de granos enteros por día. Los granos enteros incluyen: pan, cereal cocido, pasta, quinua, arroz y trigo sarraceno. Los granos ofrecen grandes fuentes de buenos carbohidratos que el cuerpo usa como energía. Sin embargo, los granos procesados están fortificados con vitaminas y minerales.

Frijoles, lentejas y otras legumbres: la fuente ideal de carbohidratos

El consumo de frijoles y leguminosas se asocia con un menor riesgo de diabetes y cáncer de colon. Los frijoles son una fuente principal de antioxidantes. Si tiene problemas para digerir los frijoles, comience por comer pequeñas porciones para ayudar a que su digestión se acostumbre a ellos hasta que causen menos molestias o los remoja primero para ayudar a eliminar algunas de las sustancias que causan flatulencia.

Manual del Programa Para el Bienestar

Control de porciones

Desafortunadamente, los envases modernos no son ejemplo del tamaño correcto de las porciones para una dieta saludable. Un buen ejemplo de un tamaño de porción apropiado es una cantidad igual al tamaño del puño de una persona para la mayoría de los alimentos.

Beneficios de las frutas y vegetales.

La realidad

- Un estudio realizado en Estados Unidos revela que menos del 15 por ciento de los adultos del país come suficiente cantidad de frutas como para cumplir con las recomendaciones alimentarias federales.

- Solo El 13 por ciento de los estadounidenses consumía una cantidad de frutas suficiente y el 8,9 por ciento hacía lo mismo con las verduras.

- Muchos menos adultos ingieren las porciones recomendadas de verduras, según indica una investigación de los Centros para el Control y la Prevención de Enfermedades (CDC).[15]

- Entonces, frente a esta realidad es necesario que en las familias se pueda aumentar el consumo de frutas y verduras por múltiples razones. El consejo de la Organización Mundial de la Salud es:

- Incorporar las frutas y verduras a la dieta diaria puede reducir el riesgo de algunas enfermedades no transmisibles, como las cardiopatías y determinados tipos de cáncer. También existen algunos datos que indican que cuando se consumen como parte de una dieta saludable baja en grasas, azúcares y sal (o sodio), las frutas y verduras también pueden contribuir a prevenir el aumento de peso y reducir el riesgo de obesidad, un factor de riesgo independiente de las enfermedades no transmisibles.

- Además, las frutas y las verduras son una fuente rica de vitaminas y minerales, fibra alimentaria y todo un cúmulo de sustancias no nutrientes beneficiosas, como fitoesteroles, flavonoides y otros antioxidantes. El consumo variado de frutas y verduras ayuda a asegurar una ingesta adecuada de muchos de esos nutrientes esenciales.[16]

---

[15] https://www.scientificamerican.com/espanol/noticias/reuters/pocos-estadounidenses-consumen-las-porciones-de-frutas-y-verduras-recomendadas/

[16] https://www.who.int/elena/titles/fruit_vegetables_ncds/es/

Dra. Dona Cooper-Dockery

Importancia de los fitoquímicos

Las sustancias fitoquímicas son compuestos producidos por las plantas ("fito" significa "planta"). Se encuentran en las frutas, las verduras, los granos, los frijoles y otras plantas[17].

La ciencia ha demostrado hoy en día la importancia y el aporte que hacen a nuestro organismo cuando consumimos frutas y verduras. Hay varios alimentos que pueden proteger contra las enfermedades cardiacas y prevenir el cáncer, por ejemplo:

- Las hortalizas crucíferas: brócoli, col de Bruselas, repollo y coliflor.
- Las hortalizas umbelíferas: zanahoria, apio, cilantro, perejil, eneldo.
- Las hortalizas solanáceas: tomates y pimientos.
- También el lino, los cítricos, las cebollas, el ajo, el jengibre, la cúrcuma.
- Frutas: Manzana, uvas, banana, naranja, mandarina, pomelo, etc.

Algunos de estos fitoquímicos pueden reducir el riesgo de enfermedades cardiovasculares, mejorando la circulación de la sangre, inhibiendo la oxidación del LDL, inhibiendo la agregación plaquetaria, interfiriendo con la absorción del colesterol y modulando el metabolismo del colesterol.[18]

El aguacate

Las grasas que contiene son en su mayor parte insaturadas (monoinsaturadas), destacando en particular el elevado contenido en ácido oleico. Además, el aguacate es una de las frutas más ricas en proteínas. Es rico en minerales como el hierro, el magnesio y el potasio

La cereza

Aporte calórico muy bajo, elevada cantidad de agua, contiene fibra, vitamina A y minerales tales como: potasio, magnesio, y discretas cantidades de calcio y yodo.

Banana

Fuente de vitaminas: betacaroteno, vitaminas A, B6, ácido ascórbico o vitamina C y ácido fólico. Minerales: alto contenido en potasio. También aporta magnesio y fósforo.

---

[17] https://www.breastcancer.org/es/consejos/nutricion/reducir_riesgo/alimentos/fitoquimica

[18] Sabate, J. *Nutrición Vegetariana*, p. 340

Alto aporte de fibra: con gran poder saciante. Bajo en calorías (80 Kcal./100 g) y 0% de grasa. Es la fruta energética por excelencia, con gran cantidad de nutrientes importantes para nuestro organismo.

Manzana

Un 85% de su composición es agua, por lo que resulta muy refrescante e hidratante. Fuente de fibra: contiene pectina, fibra soluble. Contiene aminoácidos esenciales como la cistina. Se aconseja en dietas y para diabéticos por ser la fructosa el azúcar que contiene en mayor proporción.

Naranja

La naranja tiene un alto contenido en vitamina C o ácido ascórbico, fibra, también favorece la absorción del hierro. Minerales como el potasio, el magnesio y el fósforo. Recuerde, 2 naranjas al día proporcionan gran parte de la vitamina C que necesita nuestro organismo cada 24 horas y la mitad de fibra que nuestro cuerpo requiere diariamente.

Vegetales

> Los vegetales verdes densos en nutrientes (vegetales de hojas verdes, vegetales crucíferos y otros vegetales verdes) son los alimentos más importantes para enfocarse en su dieta. De hecho, las verduras son el alimento número uno que puede comer regularmente para ayudar a mejorar su salud.

Los profesionales médicos generalmente recomiendan que una persona coma cinco o más porciones de vegetales por día. Incluso se sabe que estos tipos de alimentos ayudan a prevenir y revertir la diabetes. Un mayor consumo de vegetales verdes se asocia con un menor riesgo de desarrollar diabetes tipo 2, y entre los diabéticos, una mayor ingesta de vegetales verdes se asocia con niveles más bajos de HbA1c. Un meta análisis reciente encontró que una mayor ingesta de hojas verdes se asoció con una disminución del 14% en el riesgo de diabetes tipo 2. Un estudio informó que cada porción diaria de verduras de hoja verde produce una disminución del 9% en el riesgo de desarrollar diabetes.[19]

> Las verduras sin almidón como los champiñones, las cebollas, el ajo, la berenjena y los pimientos son componentes esenciales de la dieta para la prevención (o reversión) de enfermedades crónicas. Estos alimentos tienen efectos casi inexistentes sobre la glucosa en sangre y están repletos de fibra y fitoquímicos.

---

[19] Cooper Dona. *Get Healthy For Life*, p. 58

Dra. Dona Cooper-Dockery

Propiedades de algunos vegetales:

Espinacas

La espinaca es un excelente recurso natural de vitaminas, fibras y minerales, que, en comparación con las carnes, aporta pocas calorías y no contiene grasas. Es también rica en fitonutrientes, especialmente el beta-caroteno y la luteína, convirtiéndola en un vegetal con propiedades antioxidantes que nos protegen del daño celular. Sus tallos son más ricos en fibra que las hojas.[20]

Brocoli

Generoso en vitaminas y en minerales, el brocoli es una de las verduras más nutritivas. Una ración de 200 g de brécol cubre con creces las necesidades diarias de vitamina C de un adulto, ya que aporta casi el cuádruple de la que se necesita. También satisface enteramente los requerimientos diarios de ácido fólico y dos terceras partes de los de vitamina A. Resulta excelente para combatir la anemia ferropénica y como preventivo anti cáncer.[21]

Pimentón

Contiene Vitaminas: C, A, B1, B2, B3, B6, minerales: fósforo y magnesio, potasio, calcio, beta carotenos. Su alto contenido en hierro hace que el pimentón ayude a evitar la anemia ferropénica o anemia por falta de hierro. El pimentón, al ser un alimento rico en potasio, ayuda a una buena circulación, regulando la presión arterial por lo que es un alimento beneficioso para personas que sufren hipertensión.[22]

Lechuga romana

La lechuga es la reina de las ensaladas, pero la lechuga romana es muy especial porque contiene: el 17 % es proteína contando 7,7 gramos de proteína por cabeza. También es una proteína ¡completa! Eso significa que tiene todos los 8 aminoácidos esenciales.[23]

---

[20] https://www.zonadiet.com/comida/espinaca.htm
[21] https://www.cuerpomente.com/guia-alimentos/brocoli
[22] https://pimentondemurcia.es/beneficios-y-propiedades-del-pimenton-analgesico-natural/
[23] http://www.todoelcampo.com.uy/beneficios-de-la-lechuga-romana-15?nid=16534

Col rizada

Al parecer, este vegetal tiene un alto contenido en carotenos y flavonoides, poderosos agentes antioxidantes que protegen al cuerpo de los radicales libres. Algunos específicamente combaten el crecimiento de células cancerígenas.[24]

Tomates

Contienen licopeno, un poderoso antioxidante que juega un papel en la prevención del cáncer. Otros potentes antioxidantes en los tomates, como la luteína y la zeaxantina, ayudan a mejorar y proteger la visión.[25]

Cebollas

Contienen vitamina C, vitamina B6 y manganeso. También contienen compuestos de azufre, que se dice que ayudan a proteger contra el cáncer.[26]

Coliflor

Contiene fibra dietética, que mejora el corazón y la salud intestinal. También previene los problemas digestivos y reduce la obesidad.

Kale

Es una verdura con altas cantidades de vitaminas A, C y K. Ayuda a reducir el colesterol, la presión arterial y los niveles de azúcar en la sangre.

GRASAS Y ACEITES

Desde el punto de vista nutricional, las grasas ejercen funciones metabólicas esenciales y son importantes como elementos estructurales y es el combustible metabólico, con mayor capacidad calórica. (1 gr de grasa aporta 9Kcal, en comparación a 1g de carbohidratos de carbono o proteínas, 4 Kcal).[27]

Sin embargo, es muy importante consumir la cantidad apropiada de grasas, porque si consumimos muchos alimentos que tengan grasas saturadas por encima del nivel permitido, nuestra salud se verá afectada en el mediano y largo plazo.

---

[24] https://www.vix.com/es/imj/salud/4117/9-beneficios-de-la-col-rizada-para-la-salud

[25] https://www.consalud.es/estetic/nutricion/cuales-son-las-verduras-mas-saludables_57277_102.html

[26] Ibid

[27] Gil, Angel. Tratado de Nutrición, T3, p.280

- La Organización Mundial de la Salud (OMS), la Organización Panamericana de la Salud (OPS), el Consejo de Nutrición Danés y la Asociación Americana del Corazón (AHA) recomiendan que menos del 1% del total de las calorías que se consuman provengan de grasas trans.

- Se recomienda mantener el consumo de grasa saturada en menos del 10% y el de trans en < 1% de la ingesta calórica diaria (5). La Asociación Americana del Corazón (AHA) recomienda reducir el consumo de AGS al 7% (16g/día o 140 calorías), de AGT hasta 1% de las calorías totales y colesterol 200mg.[28]

Tipos de aceites

Aceite de Oliva extra- virgen

Es rico en ácidos grasos monoinsaturados que contribuyen a mejorar los niveles de colesterol HDL (colesterol bueno) y triglicéridos. Dentro de los aceites de oliva, el aceite denominado extra virgen es el más recomendado. Este es un aceite no refinado, con un alto contenido de vitamina E, que cumple una función antioxidante a nivel celular. Es además, rico en fitoesteroles, compuestos que tienen efectos beneficiosos sobre el nivel de colesterol sanguíneo. Su alto contenido de ácido oleico lo hace muy saludable. Es uno de los aceites más caros. Se puede usar como aderezo, guisos o en frituras, ya que resiste muy bien las altas temperaturas.

Aceite de coco

Tiene propiedades antivirales, antibacterianas, antimicrobianas y antifúngicas. Se ha demostrado que el consumo de aceite de coco es bueno para la inmunidad general, reduce la hipertensión, ayuda a reducir la lesión arterial y ayuda a mantener el equilibrio adecuado de colesterol. Es una gran fuente de grasas saturadas saludables.[29]

El aceite de aguacate

El aceite de aguacate se obtiene a través del prensado en frío de la carne del aguacate y es un aceite rico en ácidos grasos esenciales, omega-3 y omega-9. Es un aceite delicioso para todos aquellos que les gusta este alimento, y que queda muy bien en aliños y ensaladas[30].

---

[28] Minsalud. *Grasas y aceites comestibles,* p 31

[29] https://aceitedecocos.com/

[30] https://www.enfemenino.com/shopping/mejores-aceites-actuales-s2986078.html

Aceite de semillas de uva:

Es rico en ácidos grasos poliinsaturados con un contenido alto de ácido linoleico (ácidos grasos omega 6). Es suave y de fácil absorción. El aceite de uva se obtiene a través del prensado en frío de las propias semillas y tiene un alto contenido en ácidos grasos esenciales oleico y linoleico, vitamina E y ácidos grasos esenciales, también conocidos como Omega 6 y Omega 3. Este aceite de uva también es muy indicado en personas que están siguiendo una dieta o una alimentación saludable y no quieren ganar peso porque contiene un tipo de vitamina E, (tocotrienol), que hace que se regule la producción de células grasas.

Aceite de girasol

El aceite de girasol alto oleico se obtiene de semillas de girasol de una variedad específica que contiene mayor cantidad de ácidos oleicos y presenta características nutricionales que lo hacen más saludable. Tiene mayor cantidad de ácidos oleicos (Omega 9) que el aceite de girasol normal, es parecido al aceite de oliva en cuanto a sus propiedades, su sabor y olor son neutros, y es más estable que otros aceites por lo que su descomposición es más lenta e ideal para cocción ya que soporta hasta 200° sin dañarse[31].

Aceite de Canola o Raps sin erúcico:

Aportan además ácido linolénico (ácidos grasos omega 3 de cadena corta). En la actualidad se utiliza canola con bajo nivel de ácido erúcico, por lo que no presenta problemas. En general se usa mezclado con otros aceites vegetales. Es preferible su uso como aderezo (en frío). No es recomendable para frituras.

Aceite de Soya:

Posee una calidad nutricional similar al aceite de maravilla y maíz. No es recomendable para frituras. Soporta mal las altas temperaturas, ya que se altera con facilidad, por lo que se recomienda consumirlo crudo.

El aceite de cacahuete

Es una de las grasas más ricas en vitamina E y es apto para todo tipo de cocinas porque es muy suave y ligero: salsas, aliños, o postres, aunque no es muy recomendable para freír (mejor usar el de oliva o el de coco). Uno de los principales beneficios de este aceite es que no contiene colesterol, al tener pocos ácidos grasos saturados, y además por su sabor rico, suave y un toque ligeramente dulce.[32]

---

[31] https://foodnetworklatam.com/blog/los-aceites-mas-sanos-para-cocinar/

[32] https://www.enfemenino.com/shopping/mejores-aceites-actuales-s2986078.html

➤ Finalmente, evalúe que tipo de aceite esta utilizando. Las grasas de origen animal presentan cantidades muy significativas de ácidos grasos saturados, por esta razón es mejor evitar su consumo. Recuerde que los aceites o grasas de origen vegetal son ricas en ácidos grasos insaturados, principalmente ácido linoleico, en los aceites de semillas tales como: soja, girasol, maíz y cacahuate. En el aceite de oliva existe un claro predominio de ácido oleico.

Tabla de alimentos o nutrientes y su función

Enfermedad	Alimentos o nutrientes	Función
Anemia	legumbres	Fuente rica en hierro, ácido fólico y proteínas que se utilizan para la producción de sangre.
	Frutas	Las frutas, especialmente las frutas ácidas, ayudan a facilitar la absorción de hierro.
	Verduras de hoja verde	Las verduras de hoja verde son una rica fuente de hierro, magnesio y cobre, que juegan un papel importante en la producción de sangre.
	Alfalfa	Contiene aproximadamente la misma cantidad de hierro que la carne de res. También contiene vitamina C que facilita la absorción de hierro.
	Berro	Contiene hierro, algunas vitaminas y minerales utilizados en la producción de sangre.
	Remolacha roja	Contiene hierro y vitamina C y ayuda a estimular la producción de sangre en la médula ósea.
	Espinacas	Contienen hierro, pero son lentas para absorber. También contiene varias vitaminas y oligoelementos para la producción de sangre.
	Aguacate	Son ricos en hierro y también contienen vitamina C, por lo que se absorbe fácilmente.
	Semillas de girasol	Son ricas en hierro, vitaminas B y E. Se recomienda consumir sin sal.
	Pistacho	Rico en hierro y cobre. El cobre facilita la absorción de hierro.
	Uva	Las uvas son ricas en hierro y también contienen cobre, lo que facilita la absorción de hierro.
	Maracuyá	Contiene hierro y vitamina C
	Albaricoque	Tienen efectos antianémicos a pesar de no ser muy ricos en hierro. Ayudan a mejorar la anemia.

	Limón	El limón facilita la absorción de hierro que se encuentra en otras frutas, granos y vegetales debido a su contenido de vitamina C y ácido orgánico.
	Espirulina	Esta es una bacteria verde azulada que anteriormente se consideraba una alga hasta hace poco, y contiene altas cantidades de hierro y vitamina B12, aunque algunos científicos afirman que la vitamina B12 es ligeramente diferente de la verdadera vitamina B12, por lo que es difícil de absorber.
	Melaza	Contiene una rica fuente de hierro y minerales, por lo que es un excelente sustituto del azúcar ya que sirve como edulcorante.
	Hierro	El hierro es el mineral más importante que se necesita para la producción de sangre, pero el hierro no hemo de fuentes no cárnicas no se absorbe fácilmente. La vitamina C, el cobre y ciertos ácidos ayudan a facilitar su absorción.
	Carne	La carne, particularmente el hígado, es muy rica en hierro hemo, por lo que se absorbe fácil y fácilmente. Aunque la carne es útil en ciertos casos, no es esencial para la producción de sangre.
	Vitamina B12	La deficiencia de vitamina B 12 causa anemia megaloblástica (glóbulos rojos grandes). Los vegetarianos estrictos, están en riesgo de deficiencia de vitamina B12.
	Folatos	Son esenciales en la producción de glóbulos rojos. La deficiencia de folato reduce la cantidad de células y aumenta el tamaño de las células. Se pueden encontrar en legumbres y verduras de hoja verde.
	Grupo B Vitaminas	Las vitaminas B1, B2 y B6 contribuyen a la producción de sangre.
	Vitamina E	Su deficiencia conduce a la producción de glóbulos rojos frágiles que se destruyen fácilmente.
	Vitamina C	Aumenta la medida de absorción de hierro al doble. También compensa la reducción.

Enfermedad	Alimentos o nutrientes	Función
Diabetes	Legumbres	Bien tolerada por los diabéticos porque tiene un alto contenido de fibra que ayuda a regular la glucosa en la sangre.

	Verduras	Todas las verduras son bien toleradas por los diabéticos debido a su bajo contenido calórico, por lo tanto, son buenas para la prevención y el tratamiento de la obesidad.
	Granos integrales	Los granos integrales son bien tolerados y se pueden usar libremente, ya que ayudan a prevenir la diabetes.
	Fruta	La fruta es necesaria en los diabéticos debido a sus propiedades antioxidantes que protegen contra las enfermedades cardiovasculares. Tenga cuidado con la cantidad y evite las frutas secas.
	Frutos secos	Son pobres en carbohidratos y ricos en ácidos grasos y vitaminas B fácilmente asimilables que proporcionan energía.
	Alcachofa	Su ingrediente activo, la cinarina, tiene propiedades hipoglucemiantes leves. También contiene inulina, un carbohidrato beneficioso en diabéticos.
	Apio	Ayuda a regular los niveles de azúcar en la sangre, disminuye el colesterol y neutraliza los ácidos.
	Aguacate	Ayuda a regular el azúcar en la sangre, disminuir el colesterol y también regula la composición de grasas en la sangre.
	Cebolla	La cebolla ayuda a reducir el azúcar en la sangre, alcalinizan la sangre y protegen contra la arteriosclerosis.
	Hongos	Los estudios han demostrado que los hongos producen una mejora en el curso de la enfermedad y también contienen proteínas y vitaminas del grupo B. Reduce la necesidad de insulina.
	Nopal	Algunos estudios en México muestran una caída en el azúcar en la sangre en individuos no dependientes de insulina después del consumo de hojas de nopal.
	Papas	Son ricos en carbohidratos complejos y fibra, lo que los hace liberar glucosa lentamente durante la digestión. Precaución sobre la cantidad.
	Germen de trigo	Contiene vitaminas B1 y E que tienen efectos antidiabéticos. 4-5 cucharas pueden reducir el nivel de glucosa y la necesidad de insulina.
	Antioxidantes	Protege las células del daño causado por el exceso de azúcar. La provitamina A, las vitaminas C y E y los flavonoides son antioxidantes naturales.
	Vitaminas del grupo B	Las vitaminas B1, B2 y B6 son esenciales en el metabolismo de la glucosa y la transforman en energía.

	Magnesio.	Los diabéticos corren el riesgo de carecer de este mineral involucrado en la producción de insulina. El germen de trigo, las legumbres y las nueces son fuentes ricas.
	Oligoelementos.	Los minerales involucrados en la producción de insulina son cobre, cromo y manganeso. El cromo se encuentra en huevos, frutas y verduras frescas, germen de trigo.
	Fructosa.	Se encuentra naturalmente en las frutas. Requiere menos insulina para el metabolismo, por lo que se asimila fácilmente, pero debe usarse con precaución.

Enfermedad	Alimentos o nutrientes	Función
Hipertensión	Alimentos diuréticos	En algunos casos, son tan efectivos como los medicamentos de las acciones diuréticas. Funcionan reduciendo el volumen de orina, reduciendo así la presión arterial. Son ricos en potasio, fibra y antioxidantes.
	Fruta.	Comer muchas frutas protege contra la hipertensión. Las personas que sufren de hipertensión deben consumir muchas frutas.
	Verduras de hoja verde.	Son fuentes ricas en potasio y magnesio que ayudan a bajar la presión arterial. La dieta vegetariana reduce la presión arterial.
	Caldo depurativo.	Caldo hecho con cebolla y apio y funciona en la desintoxicación de los desechos sanguíneos y ayuda a prevenir la hipertensión. De medio a un litro de este caldo se consume al día en lugar de agua.
	Legumbres	Contiene potasio, magnesio y calcio que ayudan a controlar la presión arterial. Son bajos en sodio y altos en fibra.
	Apio.	Funciona como vasodilatador y diurético, por lo tanto ayuda con la hipertensión.
	Calabazas	Rico en potasio y bajo en sodio.
	Ajo	Tiene propiedades de vasodilatación e hipotensión. Necesita consumir una cierta cantidad para lograr este efecto.
	Guayaba	Unas pocas guayabas al día reducen la presión arterial.
	Pera	Tienen propiedades diuréticas y son ricas en potasio.
	Pomelo	Protege las arterias, tiene propiedades diuréticas.
	Suero lácteo	Es un depurativo y también nutritivo. Utilizado en hipertensión y otras afecciones crónicas

	Fibra	Más fibra en la dieta, menor riesgo de hipertensión
	Potasio	La dieta rica en potasio protege contra la hipertensión.
	Calcio.	Los productos lácteos son una buena fuente, así como las legumbres, el brócoli, el repollo y las nueces. Bajo en calcio puede conducir a la hipertensión.
	Magnesio	La deficiencia de magnesio puede provocar hipertensión. Buena fuente se encuentra en las legumbres, nueces y germen de trigo.
	Aceite de pescado.	Contiene ácidos grasos omega-3 que pueden ayudar a reducir la presión arterial. Sin embargo, su uso debe ser cauteloso ya que aumenta el colesterol en personas hipertensas.

Enfermedad	Alimentos o nutrientes	Función
Obesidad	Alimentos diuréticos	Su efecto ayuda con la eliminación de líquidos y sodio y ayuda con la pérdida de peso.
	Piña.	Comer antes de una comida ayuda a frenar el apetito. También tiene propiedades diuréticas.
	Batata (camote)	Buena fuente de carbohidratos complejos y fácilmente digeribles. Produce saciedad y alivia el hambre durante varias horas.
	Cereza	No contiene grasa ni sodio, tiene propiedades diuréticas y depurativas. Se debe comer lentamente.
	Repollo	Proporciona sensación de saciedad debido a su alto contenido de fibra y bajo contenido calórico.
	Brócoli	Tiene un contenido bajo en calorías y también bajo en azúcares. Proporciona una fuente de vitaminas A y C, lo que lo hace adecuado para perder peso.
	Algas marinas.	Funciona al retener agua en el estómago debido a su estructura de mucílago, por lo tanto, estira el estómago y da sensación de saciedad.
	Calabacín	Tiene propiedades diuréticas y también tiene un efecto suavizante en el tracto digestivo, lo que lo hace adecuado para perder peso.
	Espárragos.	Se nutre sin aumento de peso debido a su alto contenido de proteínas y bajo contenido calórico. También rico en fibra.
	Garcinia	Derivado de una fruta del sudeste asiático, actúa como un reductor del apetito.

Manual del Programa Para el Bienestar

	Espirulina	Utilizado como suplemento dietético en la pérdida de peso, es rico en proteínas, vitaminas y hierro, pero en calorías extremadamente bajas
	Lechuga	Buena fuente de vitaminas y minerales pero pocas calorías y también produce sensación de saciedad
	Pepino	Rico en minerales, bajo en grasas y calorías.
	Melocotón	Contiene pocas calorías, ayuda con la eliminación de desechos ácidos. Buena fuente de vitaminas A y C. Proporciona saciedad
	Pomelo	Funciona como depurante. Contiene vitaminas A, B1 y C y otros minerales y fibra.
	Hongos (champiñones)	Contiene pocas calorías y produce efecto de saciedad
	Chirimoya.	Tiene un alto contenido de carbohidratos y produce sensación de saciedad.
	Pimienta	Contiene vitaminas A y C pero bajas calorías y carbohidratos.
	Nabos	Tienen bajo contenido de grasa, pocas calorías y se digieren fácilmente.
	Suero de Leche.	Actúa como depurante, rico en calcio, proteínas y vitaminas.

Enfermedad	Alimentos o nutrientes	Función
Càncer	Frutas (naranjas, limones, toronjas, piñas, ciruelas, bayas, guayabas, kiwis, acerolas, mangos, manzanas,)	Son ricos en vitaminas antioxidantes, fibra y fitoquímicos que ayudan a prevenir el desarrollo de cánceres.
	Vegetales (remolacha roja, zanahorias, tomates, pimientos dulces, berenjenas, cebolla, ajo, repollo, coliflor, rábanos, espinacas)	Contienen provitamina A, vitamina C y fitoquímicos antioxidantes que protegen contra el desarrollo y el crecimiento del cáncer.

	Granos enteros.	(centeno, germen de trigo) Contienen fitatos que tienen propiedades anticancerígenas. Alto contenido de fibra promueve la motilidad intestinal. También ayuda a retener sustancias nocivas en el intestino y se excreta con las heces.
	Aceite de oliva	Contiene antioxidantes y ácidos grasos monoinsaturados. Los estudios han demostrado que reducen el riesgo de cáncer de seno.
	Yogur	Protege contra el cáncer de mama debido a su contenido activo de bacterias y ácido láctico.
	Legumbres	(Soja, tofu) Contienen fibra y fitoquímicos anticancerígenos que ayudan a prevenir el cáncer.

Enfermedad	Alimentos o nutrientes	Función
Enfermedad de la arteria coronaria / arteriosclerosis e hiperlipidemia	Fruta	Consumir muchas frutas es la mejor manera de ayudar a prevenir el desarrollo de arteriosclerosis. Las frutas tienen propiedades antioxidantes y son bajas en grasas.
	Granos Enteros	El alto consumo de granos enteros ayuda a prevenir la formación de arteriosclerosis en lugar de consumir productos de harina refinada como el pan blanco.
	Legumbres	Tiene un alto contenido de proteínas y carbohidratos y baja en grasas. También proporcione el estrógeno que protege las arterias.
	Vegetales	Son ricos en antioxidantes y fitoquímicos, pero bajos en grasas y sodio.
	Nueces	Son ricos en ácidos grasos insaturados que ayudan a reducir el colesterol. También contienen vitamina E, que es un antioxidante y ayuda a prevenir la arteriosclerosis.
	Fiber	Found in whole grains, fruits, vegetables, legumes. They reduce the risk of arteriosclerosis.
	Aceites	Los aceites vegetales contienen ácidos grasos insaturados que ayudan a reducir el colesterol. Deben usarse en lugar de aceites animales como la mantequilla.
	Antioxidantes	Previenen la arteriosclerosis al prevenir la oxidación de las lipoproteínas. Incluyen provitamina A, vitaminas C y E, flavonoides.

| | Ajo | Funciona como antioxidante, previniendo la oxidación de las lipoproteínas, reduciendo así el riesgo de arteriosclerosis. |
| | Folato | Junto con la vitamina B6, reduce los niveles de homecisteína que han demostrado desempeñar un papel en la formación de arteriosclerosis. Los folatos se encuentran en las legumbres y las verduras verdes. |

Acción por su salud

Ahora que usted es consciente de los beneficios de una alimentación saludable, entonces ponga en práctica los consejos y orientaciones que ofrece el programa. Recuerde que incorporar nuevos hábitos, no es fácil. Use y desarrolle el programa de cambio conductual en salud de la semana 3 y grandes serán los resultados.

> ➤ Propóngase regresar al plan original de Dios, incorpore más verduras, frutas y frutos secos en su dieta. También es importante elegir pan integral y así reducir el consumo de pan blanco.

_____

_____

_____

_____

> ➤ Cuando compre sus productos, lean bien las etiquetas, evite en lo posible comprar productos que contienen grasas trans, grasas hidrogenadas o manteca. Recuerde que estas son muy peligrosas.

_____

_____

_____

_____

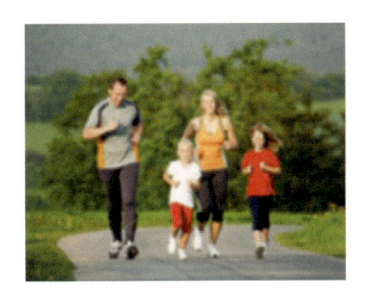

Semana 9: Ejercicio: el ejercicio físico regular es medicina

Obesidad: una crisis nacional

La actividad física y el ejercicio pueden beneficiarte durante toda tu vida! Pero, la obesidad se ha convertido en una crisis nacional en la que 1 de cada 3 adultos y 1 de cada 6 niños son obesos. La obesidad le cuesta a Estados Unidos más de $150 mil millones o el 10% del presupuesto médico nacional cada año.

Las tendencias modernas han desalentado la actividad física:

Caminar, andar en bicicleta o correr no es seguro en algunas áreas a medida que la tecnología avanza, a las personas les resulta difícil mantenerse activos con trabajos sedentarios. Por otro lado los niños miran más y más televisión y juegan videojuegos

Los pequeños cambios pueden hacer una gran diferencia

Un estilo de vida sedentario puede conducir a diferentes enfermedades. Pequeños cambios en su rutina diaria, como caminar durante el periodo del almuerzo o usar las escaleras en lugar del ascensor, pueden marcar una gran diferencia.

Ejercicio vs Actividad física

El ejercicio se planifica y estructura con el objetivo de mejorar la salud. Y la actividad física es aquella que realizamos a través de tareas rutinarias en nuestra vida diaria.

Ejercicio no solo Dieta

La falta de actividad física regular afecta el control glicémico (control de los niveles de azúcar en la sangre). La diabetes es solo una de las muchas enfermedades que pueden ocurrir como resultado del aumento de peso excesivo. Una de cada doce muertes por año es consecuencia de la falta de actividad física. Normalmentehay 3 formas de ejercicio: entrenamiento de fuerza, entrenamiento de flexibilidad y ejercicio aeróbico. Los beneficios del ejercicio incluyen:

❖ Controla tu peso

- ❖ Reduce tu riesgo de enfermedad cardiovascular
- ❖ Reduce tu riesgo de diabetes tipo 2 y síndrome metabólico
- ❖ Reduce el riesgo de algunos cánceres
- ❖ Fortalece tus huesos y músculos
- ❖ Mejor tu salud mental y estado de ánimo
- ❖ Mejora tu capacidad para realizar actividades diarias y prevenir caídas, si es un adulto mayor Los niños adolescentes deben tener al menos 1 hora o más por día de actividad física. Los adultos sanos deben obtener un mínimo de 2,5 horas por semana de actividad física de intensidad moderada. Y los adultos mayores sanos deben mantenerse activos, pero deben sseguir las pautas según lo permitan sus capacidades y condiciones.

Frecuencia: haga algún tipo de actividad física todos los días.

Intensidad: elija una actividad que sea al menos moderada en intensidad e intente también actividades un poco más vigorosas durante la semana. La actividad vigorosa es la actividad que le hace respirar intensamente y sudar.

Tiempo (duración): planee un tiempo total, como mínimo de 30 minutos de actividad diaria. Esto se puede hacer todo de una vez o juntar varios bloques más cortos de 10 a 15 minutos de actividad.

Tipo: el tipo de actividad puede incluir una variedad de deportes de equipo, deportes individuales, actividades recreativas, actividades familiares, hobbies activos y caminar o pasear en bicicleta por diversión y transporte[33].

Acción por su salud

Ahora que usted es consciente de los beneficios y el valor del ejercicio físico, entonces propóngase continuar con dicha práctica si ya lo venía haciendo. Si aún no ha comenzado, entonces este es el momento para iniciar una rutina de ejercicios. Recuerde 4 aspectos fundamentales al hacerlo. Frecuencia, intensidad, tiempo y tipo de ejercicio. (FITT) Escriba su desafío semanal o diario.

---

[33] https://www.healthychildren.org/Spanish/healthy-living/fitness/Paginas/The-FITT-Plan-for-Physical-Activity.aspx

Frecuencia

_____

_____

_____

Intensidad

_____

_____

_____

Tiempo

_____

_____

_____

Tipo de ejercicio

_____

_____

_____

Recuerde el acróstico FITT, al hacer su rutina diaria de ejercicio y se sorprenderá con los resultados.

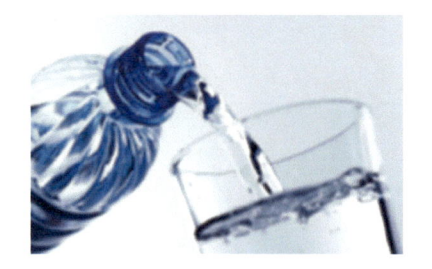

Semana 10:
Acceso a exámenes de salud
El consumo adecuado de agua tratará o curará la mayoría de las enfermedades

La prevención es ideal

Aunque la prevención de enfermedades es ideal, la detección temprana es la siguiente mejor opción. Cuando las enfermedades se detectan temprano, un paciente tiene la capacidad de responder más favorablemente al tratamiento de elección.

Pruebas recomendadas:

- mamografías iniciales a los cuarenta años a menos que un paciente presente síntomas que sugieran que se realice una mamografía antes
- los hombres y las mujeres deben comenzar las pruebas de detección de cáncer de colon y recto a partir de los 50 años
- los hombres de 50 años o más deben ser examinados para detectar cáncer de próstata
- tanto hombres como mujeres mayores de 20 años deben someterse a una prueba al menos una vez cada dos años para detectar presión arterial alta
- tanto los hombres como las mujeres deben revisar sus niveles de glucosa en sangre por su médico de atención primaria al menos una vez cada 3 años a la edad de 45 años o más.

Reduciendo sus factores de riesgo

Puede reducir sus factores de riesgo de cáncer y otras enfermedades crónicas y enfermedades al:
- mantenerse alejado del tabaco
- mantener un peso saludable para su edad, sexo y tipo de cuerpo
- participar en actividad física regular
- comer una dieta saludable basada en plantas
- proteger tu piel

Dra. Dona Cooper-Dockery

- conocerse a sí mismo, su historia familiar y sus factores de riesgo
- hacerse chequeos regulares, inmunizaciones y exámenes de detección de cáncer

Conócete a ti mismo, tu historia familiar y tus riesgos. Realiza chequeos regulares, inmunizaciones y exámenes de detección de cáncer. Encuentra la renovación espiritual y reduce tus niveles de estrés.

Agua: uno de los recursos más abundantes de la Tierra

El 71% de la Tierra está cubierta de agua y es el elemento más importante de la supervivencia. Un ser humano puede sobrevivir un mes sin comida pero solo unos pocos días sin agua.

Nuestros cuerpos están compuestos de 60% --75% de agua. Nos ayuda a eliminar toxinas y lleva nutrientes a nuestras células. El agua también:

- regula la temperatura corporal
- humedece los tejidos de los ojos, boca, garganta y nariz
- lubrica las articulaciones
- protege los órganos y tejidos del cuerpo y
- ayuda en la digestión

Deshidratación

La sed es el primer síntoma de deshidratación y si tienes sed, ya estás deshidratado. El aumento de los niveles de actividad requiere un mayor consumo de agua. Beber agua pura directamente es la mejor manera de hidratarse. Aproximadamente el 20% de nuestro consumo de agua proviene de los alimentos que comemos y debemos obtener el 80% de nuestro consumo del consumo directo de agua. Otras bebidas pueden contener altas cantidades de azúcares, conservantes, cafeína y otros ingredientes dañinos para nuestro cuerpo. Esto puede causar más deshidratación y hacer que nuestro cuerpo trabaje más duro para digerir estas bebidas.

Enfermedades relacionadas con el calor

Las enfermedades relacionadas con el calor ocurren cuando las personas están afuera en temperaturas altas y no reponen adecuadamente sus líquidos.

Los calambres por calor son el resultado de la falta de líquidos y son calambres dolorosos que pueden ocurrir en los músculos abdominales, de piernas y brazos. Si no se detecta o trata temprano, una persona puede terminar sufriendo daño permanente o muerte por golpe de calor.

El agotamiento por calor ocurre como una pérdida de agua y sal debido a la sudoración excesiva. Los signos incluyen: dolor de cabeza, náuseas, mareos, debilidad, irritabilidad, sed, sudoración intensa, pulso rápido y débil y piel pálida, fría y húmeda.

Si alguien está sintiendo signos de una enfermedad relacionada con el calor, actúe de manera rápida y adecuada: llame al 911 inmediatamente, muévalo a un lugar más fresco y afloje la ropa para refrescar su cuerpo con paños húmedos o abanicando. NO le administre líquidos a la persona en esta etapa ya que podría causar complicaciones médicas.

Agua para la salud, curación e higiene

El agua tiene propiedades curativas que se han usado por generaciones para curar una variedad de dolencias. La hidroterapia se puede usar como un tratamiento interno o externo. Los tratamientos de hidroterapia externa incluyen: baños para pies, inhalación de vapor para senos nasales y congestión y compresas frías y calientes.

El agua también se usa externamente para limpiar cortes y heridas abiertas, enfriar y reducir los hematomas, aliviar la inflamación e incluso aliviar las picaduras de insectos o animales. Los ejercicios acuáticos se recomiendan para personas de la tercera edad para aumentar el rango de movimiento sin estrés de alto impacto en los músculos y las articulaciones.

¡Bebe para tu salud!

Ocho vasos de agua por día es la regla general. El tamaño, los niveles de actividad, la temperatura exterior o la cantidad de exposición al calor que se obtiene contribuyen a la cantidad de agua que se recomienda.

Los alimentos con más del 90% de contenido de agua incluyen: brócoli, sandía, lechuga y pomelo.

Acción por su salud

Ahora que usted es consciente de la importancia de los exámenes de salud y de la importancia del agua, entonces, no olvide realizar su examen médico periódicamente y de hacer un plan para beber agua todos los días, ay se en casa, en su centro de trabajo o estudios.

Lleve un control detallado de sus visitas al médico. Muchas personas han ido a realizarse un control después de mucho tiempo sin seguir el consejo médico y en algunas ocasiones ha sido demasiado tarde para su salud.

Dra. Dona Cooper-Dockery

Médico	Tipo de examen	Ultima fecha	Próxima cita

Respecto al agua: propóngase continuar con sus buenas practicas.

En lugar de tomar un refresco o algo azucarado, mejor beba agua natural.

Aumente su ingesta de frutas y verduras, ya que la gran mayoría de ellas tienen un alto porcentaje de agua.

Notas

_____
_____
_____
_____
_____
_____
_____
_____

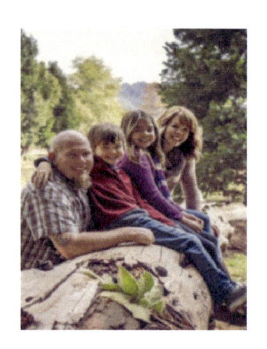

Semana 11
Pasar tiempo con amigos y familia

Lazos sociales: fundamentales para nuestra salud

Una gran parte de nuestra salud es el tiempo que pasamos con nuestra familia, amigos y fortalecer nuestra fe. La investigación ha demostrado una conexión directa entre el impacto que el apoyo social tiene en la longevidad de una persona y sus resultados de salud; los fuertes vínculos sociales se asocian con un 50% más de posibilidades de supervivencia.

La conectividad social puede predecir la calidad de vida

La felicidad y la conexión social es un predictor más fuerte de la calidad de vida que el ingreso o los niveles educativos porque la felicidad personal está más estrechamente ligada a los vínculos sociales que el ingreso o la educación. De hecho, el aislamiento social es un contribuyente conocido a las enfermedades crónicas y se ha encontrado que es un factor tan importante en la muerte temprana como fumar 15 cigarrillos al día. Se sabe que el aislamiento y la soledad contribuyen a resultados deficientes en muchas áreas de salud, como el estrés, la ansiedad o la depresión. El aumento de los riesgos para la salud abre la puerta a conductas de alto riesgo, como el consumo de tabaco y alcohol, o una reducción drástica de comportamientos saludables, como comer bien, hacer ejercicio o descansar adecuadamente.

¿Qué es la felicidad?

Los antiguos griegos tenían dos escuelas de pensamiento con respecto a la felicidad: la felicidad es una sensación de placer y es una emoción Y la felicidad se trata de valores como la bondad, la generosidad y la honestidad y era menos una emoción y más una idea. Sin embargo, hoy los científicos y teóricos modernos en la psicología de este fenómeno están descubriendo que la felicidad es una mezcla de ambos.

Hay 6 dominios de crecimiento humano importantes para el bienestar general de una persona. El primero es la autoaceptación y el segundo es el establecimiento de lazos de calidad con los demás. Shelly Taylor de la Universidad de California en Los

Dra. Dona Cooper-Dockery

Ángeles sugiere que el estrés debido a conflictos de relación puede conducir a una mayor inflamación en el cuerpo, lo que puede conducir a problemas de salud más graves.

La investigación ha vinculado diferentes formas de generosidad con el aumento de los beneficios de salud en personas con enfermedades crónicas, como el VIH y la esclerosis múltiple. Cuando somos generosos y damos a otros, hay una cercanía que ambas partes experimentan. Y los sentimientos de gratitud se han encontrado como parte integral de la felicidad, la salud y los vínculos sociales.

Impacto de las conexiones sociales

La conexión social es un factor más determinante de lo que se había anticipado tanto para los éxitos en la vida como para nuestra salud mental. La conexión social:

- ha sido fuertemente asociada con niveles más bajos de presión arterial, mejores respuestas inmunes y niveles más bajos de hormonas de estrés en el cuerpo.
- ayuda a las personas a superar conductas de alto riesgo como: abuso de drogas y alcohol, fumar y malos hábitos alimenticios
- se puede vincular a la función cerebral mejorada y a un retraso en la pérdida de memoria y la interacción social
- puede aumentar la actividad cerebral y mantener la agudeza mental de una persona por largos períodos de tiempo

Dios nos creó para tener compañía con Él y con nuestro prójimo y sin eso, nos quedamos con un vacío. El tiempo que pasamos con nuestra familia y amigos no solo nos preparará para nuestro viaje a lo largo de nuestras vidas, sino que también nos ayudará a enfrentar los obstáculos y los reveses en el camino.

Acción por su salud

Ahora que eres consciente de las buenas relaciones, haga planes para visitar a algún miembro de su familia que hace mucho tiempo no lo visitaba. Escriba en la hoja algunas personas, vecinos o amigos que quizás necesiten de su visita.

	Fecha de visita	Dirección – Teléfono
Familiar		
Vecino		
Amigo		
Alguien enfermo		

Manual del Programa Para el Bienestar

Notas:

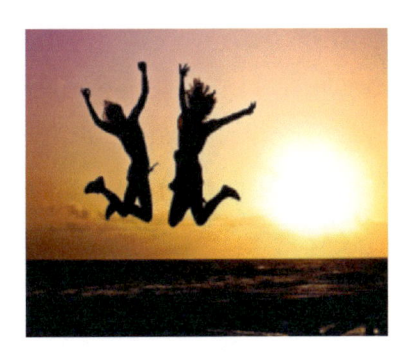

Semana 12
Felicidad y esperanza generando años de vida abundante

Emociones positivas = Buena salud

Ciertas respuestas físicas, como la presión arterial, se consideran involuntarias, pero también tenemos cierto grado de control consciente sobre ellas. Hipócrates creía que la buena salud era un equilibrio de la mente, el cuerpo y el medio ambiente. Muchas afecciones médicas que son el resultado de nuestra conexión mente--cuerpo a menudo están relacionadas con otras enfermedades y síntomas.

El estrés es un asesino

El ESTRES es uno de los mayores culpables relacionados con enfermedades y síntomas. Debido a los esfuerzos de un médico de origen húngaro, Hans Selye, ahora tenemos una mejor comprensión de cómo el estrés puede afectar negativamente a nuestra salud. Los científicos están investigando si los factores de estrés prolongados realmente pueden afectar al sistema inmunitario y disminuir nuestra capacidad para combatir las enfermedades. La mente humana podría aumentar o disminuir la función inmune haciendo que las personas sean susceptibles a condiciones crónicas tales como: obesidad, migrañas, diabetes, enfermedades del corazón, depresión, ansiedad, síndrome del colon irritable, problemas gastrointestinales, envejecimiento acelerado y muerte prematura. El proceso de pensamiento de una persona podría ser la diferencia entre la salud y la enfermedad.

Sanar vs. curar

Se ha comprobado que el ejercicio, la oración y la meditación reducen los niveles de estrés de una persona y ayudan a lograr mejores resultados de salud. Elegir ser feliz y esperanzador brinda "sanación" a una persona y no solo una "cura". La Dra. Sandra Levy descubrió que la esperanza y la positividad aumentan las tasas de supervivencia en las mujeres.

Para volver a entrenar nuestras mentes y procesos de pensamiento para pensar de manera más positiva y centrarnos en cosas tales como ser feliz y tener esperanza, dediquemos tiempo para la oración y la meditación. A medida que pasa el tiempo,

Manual del Programa Para el Bienestar

lentamente comenzaremos a volver a entrenar nuestra mente para un proceso de pensamiento más positivo y se convertirá en una segunda naturaleza. Una cosa es curar los síntomas, pero es completamente diferente sanar a la persona completa desde adentro hacia afuera. Tener una conexión espiritual con lo divino puede mejorar enormemente la perspectiva de la vida de una persona.

Envejecimiento y vivir de forma abundante

El envejecimiento es una parte inevitable de la vida y durante mucho tiempo se ha asociado con el dolor, la enfermedad y la fragilidad. Sin embargo, la gente común promedio como usted y yo vivimos vidas largas y abundantes ¡incluso más allá de los 100 años de edad! Los avances tecnológicos en medicina, el cuidado de la salud e investigación han permitido a las personas superar las enfermedades ayudándolas a prosperar hasta los 70, 80, 90 y más años.

Vivir una vida larga y saludable es una elección que hacemos todos los días. Nuestros hábitos son los componentes básicos que usamos para construir un legado duradero. Lo que ponemos en nuestros cuerpos es lo que obtendremos de ellos. No dilate los buenos hábitos alimenticios saludables por más tiempo.

Establece metas para ti. Comienza con objetivos pequeños, como comprar frutas y verduras en lugar de comida chatarra en la tienda de comestibles. Intenta limitar las bebidas azucaradas y con cafeína y concéntrate en beber más agua pura. Céntrate en hacer actividad física.

Recuerda, aunque tomar decisiones sobre un estilo de vida saludable ayuda a prevenir la mayoría de las enfermedades, las enfermedades como el cáncer, la diabetes y la hipertensión pueden ocurrir en cualquier momento y a cualquier persona. Sin embargo, pueden tratarse y posiblemente revertirse si se detectan en sus etapas más tempranas.

Acción por su salud

Recuerde que el primer paso para eliminar el estrés es que es lo que usted puede controlar y que es lo que esta fuera de su control.

_____
_____
_____
_____
_____

Dra. Dona Cooper-Dockery

La gratitud tiene un poder terapéutico muy importante, cuando lee la Biblia y expresa gratitud a Dios, entonces usted quita su enfoque de usted mismo y lo dirige a Dios que todo lo ′puede. Entonces lea este salmo y medite en la bondad de Dios para con usted y su familia.

Lea el salmo 103:1- 5

Bendice, alma mía, a Jehová,

Y bendiga todo mi ser su santo nombre. Bendice, alma mía, a Jehová,

Y no olvides ninguno de sus beneficios. Él es quien perdona todas tus iniquidades,

El que sana todas tus dolencias; El que rescata del hoyo tu vida,

El que te corona de favores y misericordias; El que sacia de bien tu boca

De modo que te rejuvenezcas como el águila.

Notas:

_____
_____
_____
_____
_____
_____
_____

Biografía del Autor

Dona Cooper-Dockery, MD, es doctora, autora, y conferencista que ha dedicado má s de 25 años al cambio de forma positiva en salud tanto a nivel nacional como internacional. Ella está certificada por la junta de medicina interna y es miembro activo de la Academia Americana de Medicina de Estilos de Vida y de la Asociación Médica Americana. Ella escribió la serie de estudios de Salud, *Mi Salud y el Creador*, y también escribe y produce la revista de salud, *Get Healthy*. Su más reciente libro, catorce días para una salud increíble, describe varias estrategias de éxito que les permitan a los lectores a tomar el control de su salud, creer que hay una alternativa a los medicamentos, cambiar su paradigma, y tener una vida más feliz, más sana, y más plena.

La doctora Cooper-Dockery es también la fundadora y directora de *Cooper Internal Medicine y Cooper Wellness and Disease Prevention Center* donde los pacientes no sólo son diagnosticados y tratados utilizando los enfoques tradicionales de salud, sino que también se hace hincapié en arrancar de raíz las causas de las enfermedades crónicas a través de modificaciones a su estilo de vida. Su programa altamente eficaz de 12 semanas para el bienestar ha tenido resultados significativos que cambian la vida de sus pacientes. Muchos de ellos están disfrutando de más salud con menos medicamentos y algunos incluso ¡han eliminado completamente los medicamentos! Estos pacientes han revertido la diabetes, han mejorado la presión arterial, otros han perdido peso, han reducido el colesterol o han disminuido el riesgo de enfermedades arteriales coronarias y muerte temprana.

Ella participa activamente en diversas comunidades dictando seminarios de estilos de vida sanos y cuidado médico gratis, no solamente en EE.UU., sino también en países como Haití, Jamaica, Filipinas y Europa. Ella es la anfitriona del popular programa de TV, *Get Healthy with Dr. Cooper,* que se emite dos veces por semana en dos canales de televisión locales. Para obtener más información sobre la Dra. Dona Cooper-Dockery o para obtener recursos de salud, por favor visite www.Cooperinternalmedicine.com, www.DrDonaCooper.com, y www.Gethealthywithdrcooper.tv.